粥疗

PORRIDGE THERAPY

祛病延年粥为补

党毅　陈虎彪　编著

世界图书出版公司
上海 · 西安 · 北京 · 广州

图书在版编目（CIP）数据

粥疗：祛病延年粥为补/党毅，陈虎彪编著. —
上海：上海世界图书出版公司，2016.8
ISBN 978-7-5192-1500-2

I.①粥… Ⅱ.①党… ②陈… Ⅲ.①粥—食物疗法—食谱
Ⅳ.①R247.1 ②TS972.137

中国版本图书馆CIP数据核字（2016）第142711号

本书中文简体版由香港万里机构出版有限公司授权
世界图书出版上海有限公司在中国内地出版发行

责任编辑：胡 青
责任校对：石佳达
摄 影：陈虎彪 党 毅

粥疗：祛病延年粥为补
党毅 陈虎彪 编著

上海世界图书出版公司出版发行
上海市广中路88号
邮政编码 200083
上海锦佳印刷有限公司印刷
如发现印装质量问题，请与印刷厂联系
（质检科电话：021-56401314）
各地新华书店经销

开本：890×1240 1/32 印张：5.125 字数：200 000
2016年8月第1版 2016年8月第1次印刷
印数：1-3000
ISBN 978-7-5192-1500-2/R·385
图字：09-2016-339号
定价：35.00元
http://www.wpcsh.com

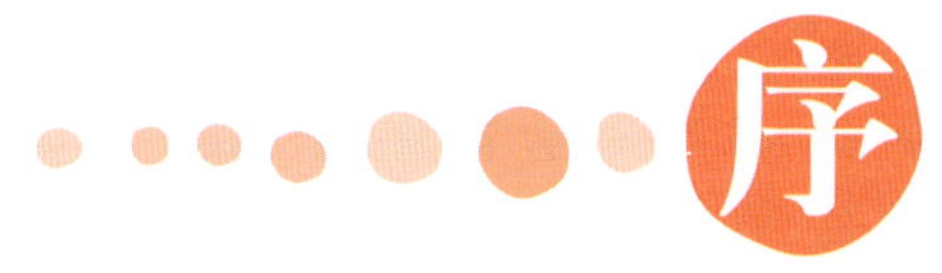

序

2016年新春伊始，我很高兴地看到香港浸会大学中医药学院党毅博士和陈虎彪博士的新作书稿。他们请我为新书——《粥疗》作序。

古人把粥看成是延缓衰老的妙品，并称之为“世间第一补人之物”。粥有两种类型，一种是单纯用米或米与其他食物煮成的，另一种是用米和中药煮成的，后者因为加入中药，所以又称为药粥。药粥，既可保健养生，又有祛病延年的功效。

童年时代，我曾有过漂洋过海去寻找长生不老药的梦想。其实，生老病死是一种不可抗拒的自然规律。人要无限制地活下去是不可能的，但如果掌握得好，人的生命是可以延长的，衰老的到来也是可以推迟的。很多延缓衰老的中药和机体的免疫系统、内分泌系统、神经系统等有密切的关系，但中医的理论则主要认为，年老则肾气亏损，阴阳气血失调，导致阴阳气血的虚弱。所以，根据年老体虚的情况，常常使用壮阳、滋阴、益气、补血的中药，并根据辨证论治后进行配伍，成为复方服用。

老年人阴虚者不乏其人，其表现为缺少津液、口干咽燥、便秘、五心烦热（五心指两手心、两脚心和心胸部）、盗汗或失眠等。常用于治疗阴虚的中药有：西洋参、牡丹皮、山茱萸、天门冬、麦门冬、黄精、玉竹、石斛、百合、枸杞子、银耳、太子参等。现代药理研究表明，其中不少滋阴中药往往具有免疫调节、提高内分泌、改善心血管系统和延长生物寿命等方面的作用。因而阴虚的患者，经常食用银耳、西洋参、枸杞子、麦门冬，或石斛煎、泡水常饮，的确有好处。

中医认为：进入老年期，肾功能逐步衰退，开始出现阳虚。表现在性功能低下、腰膝酸软、发凉等。常用于壮阳的中药有：巴戟天、肉苁蓉、仙茅、冬虫夏草、刺蒺藜、补骨脂、核桃、锁阳、葫芦巴、菟丝子、覆盆子、杜仲等。现代药理研究表明：它们往往具有免疫促进或免疫调节作用，可提高内分泌或延长生物寿命。上述壮阳药大都与其他中药配伍，根据患者的具体情况组成复方服用。

老年人的元气逐步衰退，因此，常带有气虚的症状。表现为说话语气低微、体倦乏力，或有头晕目眩，爬高层楼梯时常感到接不上气等。因此，老年人常常要服用一些补气中药，比如人参、黄芪、党参、刺五加、灵芝、甘草、山药、白术、大枣等。现代药理研究证明，它们具有延长生命、促进免疫功能、改进物质代谢、对不良条件有抗应激作用。

谈到血虚或血亏的表现，则表现为面色淡白或萎黄，口唇、舌质、指甲的颜色淡白，多伴有头晕、心悸、多梦、健忘、手足发麻等表现。常用于血虚的中药有赤芍、丹参、鸡血藤、阿胶、三七、当归、地黄、何首乌、桑葚等。现代药理研究证明：它们大都具有免疫促进或免疫调节作用，能改善心脑血管系统的功能。现在，以丹参为主的中成药常用于冠心病患者，老年人或妇女经常吃些桑葚（或桑葚膏）或阿胶，有很好的保健作用。

此外，中国民间还有许多延缓衰老的食品，比如银耳、绿茶、人参果（又名蕨麻）、莲子、龙眼、余甘子、沙棘等。因此，延缓衰老药物可说是中医的一个强项，具有很丰富的临床经验或基础理论。

在“以人为本”思想的主导下，广大人民的心身健康越来越受到重视，很需要专业人员用通俗的语言来阐述健康科学的理念和内涵。党毅博士在中医药，特别是养生食疗方面有很深的造诣，曾赴多国讲学，并勤于诗词创作；陈虎彪博士从事药用植物教学与研究二十余年，酷爱植物摄影。两位专家通力合作，将21世纪学科之间的融合和交叉成功地运用于教研工作中。书中不但图文并茂地介绍了常用粥的组成和保健功效，而且还以简洁的语言描绘出各种粥的特点。有“无米药粥”的理论分析、应用方法，也有古今经典粥的制作工艺、传统功效。既有文化内涵，又很具实用性。可以看出，这本书融入了他们对应用糜粥养生保健的许多心得，以及对“粥”这种具有中国人养生智慧的食疗方法的深刻认识。今天这本书得以完成，正是两位学者热爱中医药和药用植物，在专业上日积月累地执著追求的结果。

阅读书稿之后，甚为欣喜。流畅的语言，优美的诗文，配以色彩斑斓、清晰精美的图片，使人在感受到中国粥文化的同时，也颇受“粥疗”保健之益。欣然提笔，是为序。

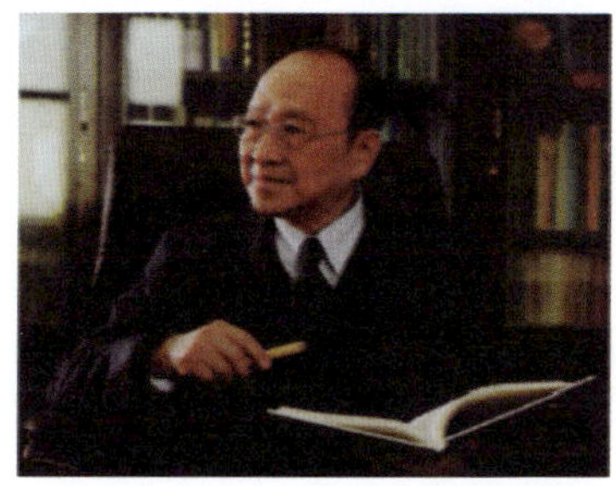

肖培根

中国工程院院士

中国医学科学院药用植物研究所研究员

2016 年 1 月于北京

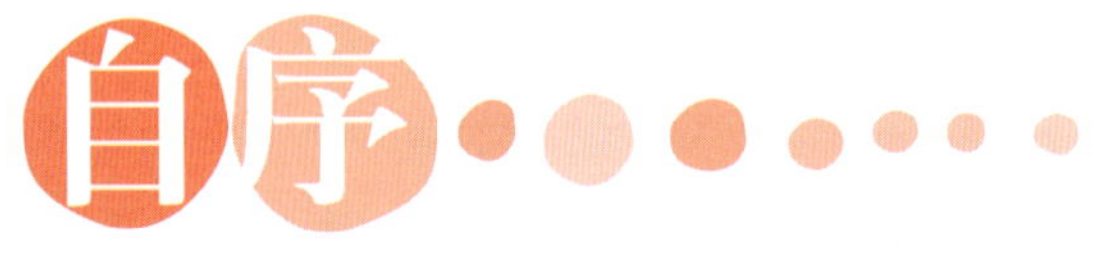

自序

人们常说：中医养生之道是与中国历史文化一脉相承，不可分割的一部分。今天，最能使我们了解中华文明历史变迁、文化兴衰之物，莫过于粥。通过一碗粥，我们可以深切地感受到中国人生活质量的巨大变化。遇到灾荒，粥曾救过无数人的生命；对于患者，粥又是调养身体的良药。老年人用粥呵护脾胃，幼儿以粥减轻消化负担。富贵者视粥为补品，贫困者以粥代饭。宫廷皇族啜粥求长寿，平民百姓煲粥盼平安。珍馔者如燕窝粥、人参粥，平常者如白米粥、番薯粥。从来没有哪种食品能像粥一样贫富皆食，南北皆吃，老幼咸宜。

过去，喝粥代表贫穷。清代黄云鹄就曾经写道："吾乡人讳食粥，讳贫也。"此处所谓"讳食粥"，不是不吃粥，而是"吃粥怕人知道"。因为，粥是"穷人家"吃的。然而，今日，粥却成为时尚的健康食品。

现代人的物质生活极其丰富，在香港这个美食天地，人们更可以品尝到来自世界各地的生猛海鲜、山珍蔬果。然而，在极尽奢华、顿顿酒足饭饱之后，一些人又饱受"富贵病"的困扰。今天，崇尚自然、注重养生的中国人，在经历了现代食品中种种危害健康的问题之后，渐渐地把目光再一次投向那一碗碗普普通通的粥，并从中感受到了久违的贴心和温暖。

粥，是一种很神奇的、贵贱兼备的食品。昂贵的鲍鱼粥、海参粥，往往出现在高档宴席上，而金黄色的玉米粥、小米粥又是百姓餐桌上的家常饭。清稀的粥，容易使人想起粮食匮乏的日子和救济穷人的粥棚；热气腾腾的粥，又可以使人感到亲人的关怀和家的温暖；大鱼大肉之后的那碗粥，是对脾胃的养护；而病榻上手里捧着的那碗粥，则是一剂促进康复的良药。大起大落后吃粥，得到的是淡定和无争；荣华富贵后吃粥，领悟的是新的境界和超脱。

粥常带给人伤感，也容易勾起对往事的回忆。粥，教会我们善良；粥，告诫我们低调。粥的个性平淡温和，粥的品格坦白朴实。吃粥，最形象的描述是啜粥的啜字：啜，一口，一口，又一口，又一口。所以，吃粥，不能急，无须躁，真乃中医养生的大智慧。

煲粥的过程是从容和缓的，需要有耐心，这一点可以给予我们很多的启迪。例如，有人喜欢快节奏，办事风风火火。但是，长寿的因素之一，是内心的稳定和内涵的丰富。粥可以令人心神静下来，节奏慢下来，有益于修行和提升个人素质。现代人的工作压力大，每日都像是在赶路。冯友兰先生的养生秘诀——“不着急”是值得借鉴的。

总之，粥可以启发我们对生命真谛的思考，也告诉了我们一个最朴素的道理：只有能从粥中品出美味和得到满足的人，方可享受人生的平实和恒久。

党毅　陈虎彪

2016年2月于香港

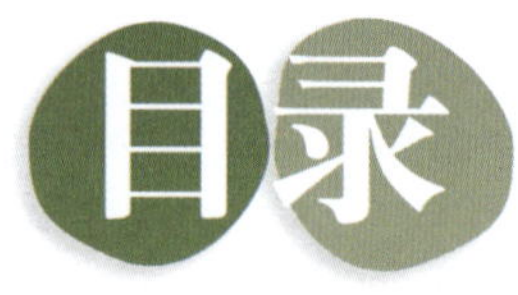

目录

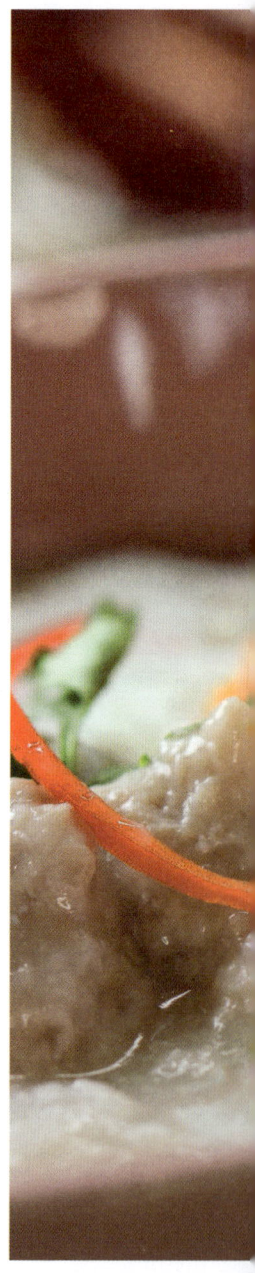

第一章　话说粥疗

第二章　粥疗之道

第三章　名粥方解

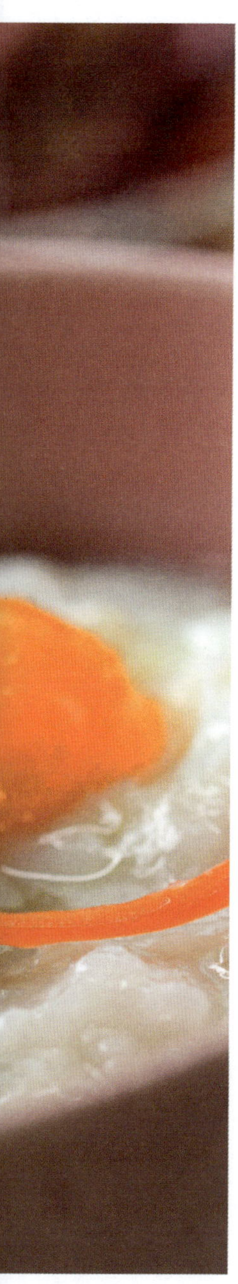

第四章　香港粥品

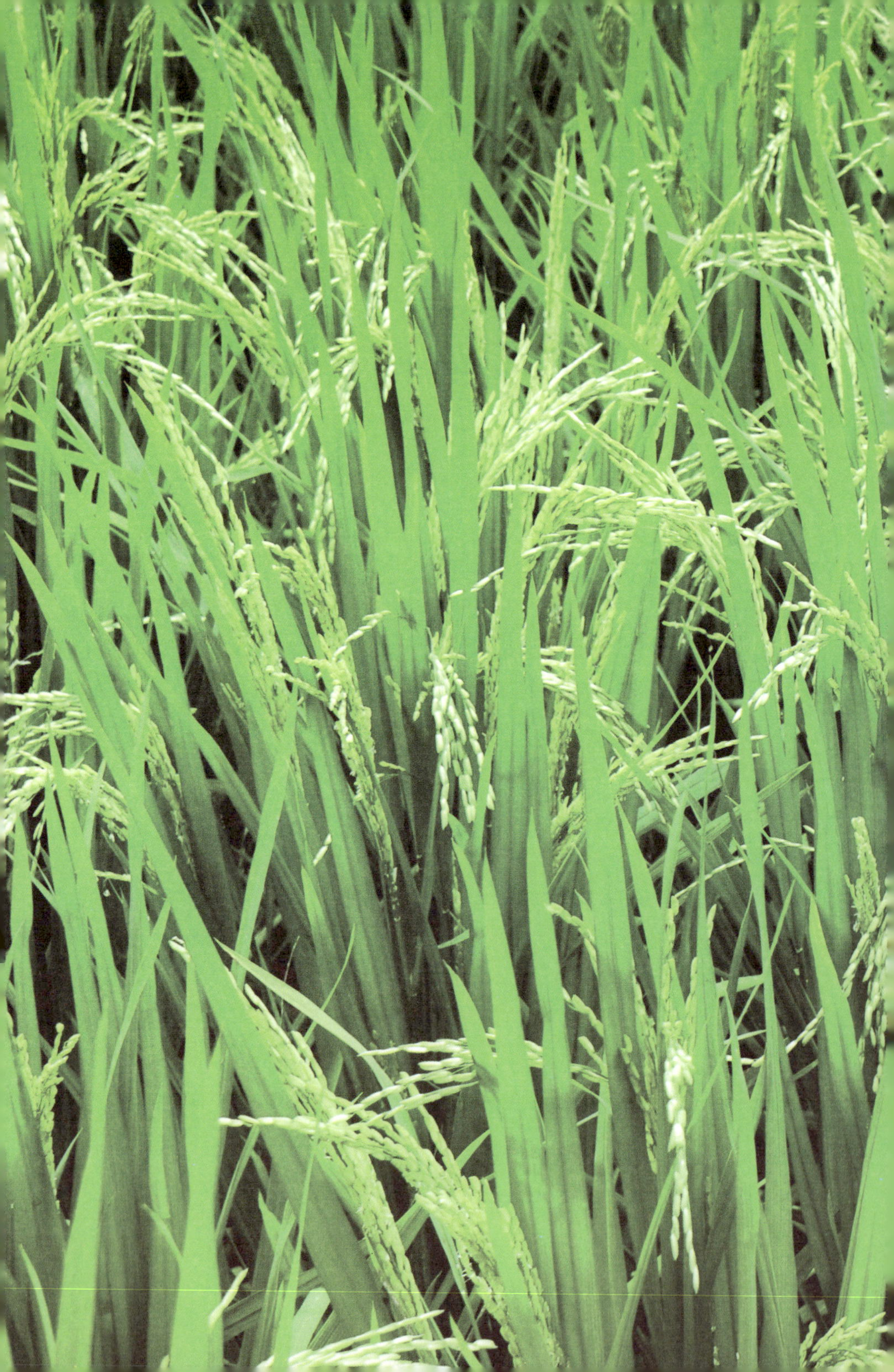

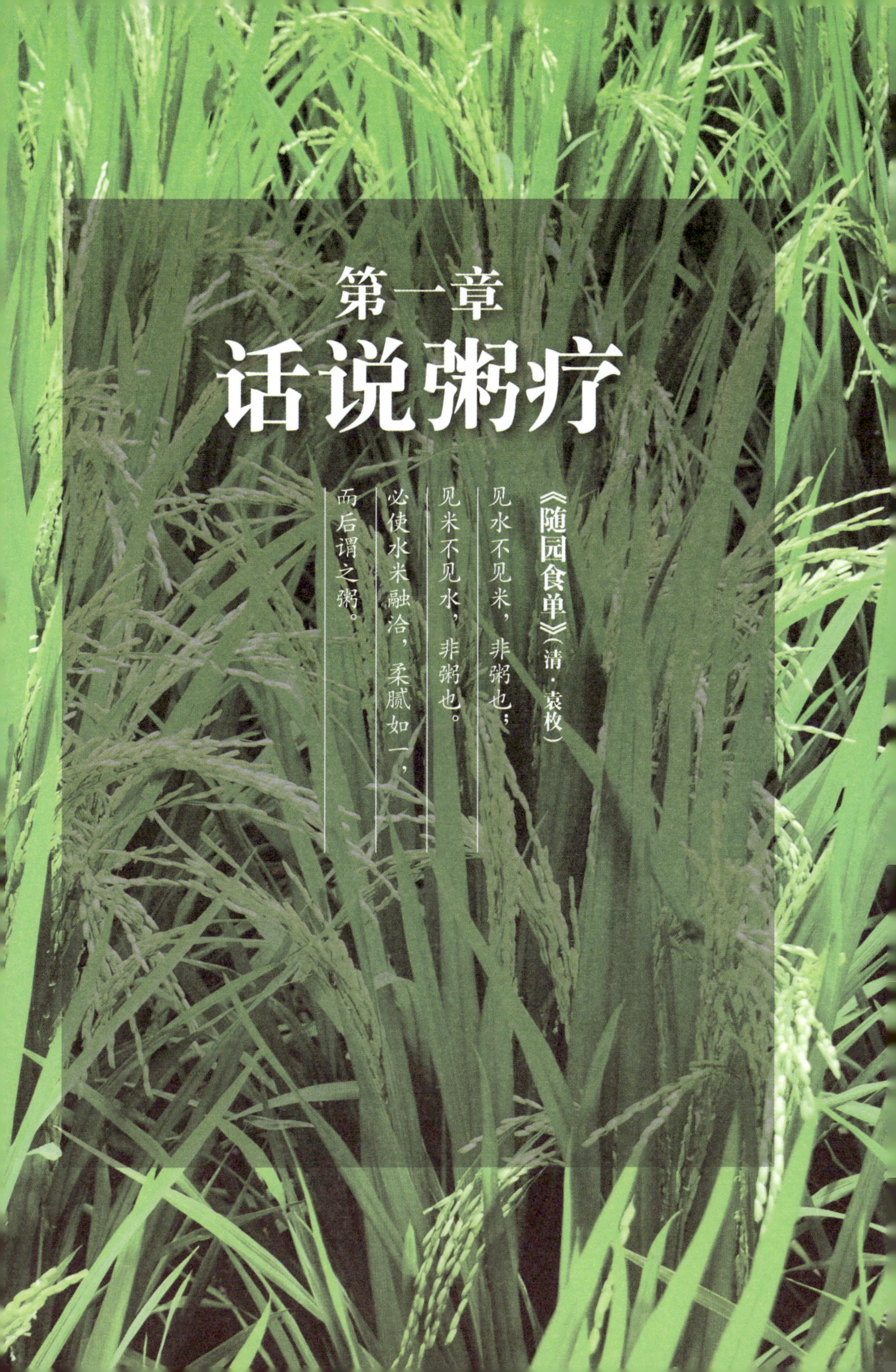

第一章
话说粥疗

《随园食单》（清·袁枚）

见水不见米，非粥也；
见米不见水，非粥也。
必使水米融洽，柔腻如一，
而后谓之粥。

粥食文化　源远流长

粥作为一种传统食品，在中国人心中的地位更是超过了世界上任何一个民族。

早在三千多年前，甲骨文中就有了“米”字。在甲骨文中，米被实实在在地写成了像米粒一样的琐碎纵横。中国文字是象形文字，在西方人的眼里，中文的方块字，就如同图画一样，很美。2014 年，在宁夏贺兰山上，我看到岩画时，心灵受到了极大的震撼。每每与朋友提到此次经历时，都为我们祖先在上万年，甚至数万年或更久远前的刻画艺术而激动、赞叹不已。

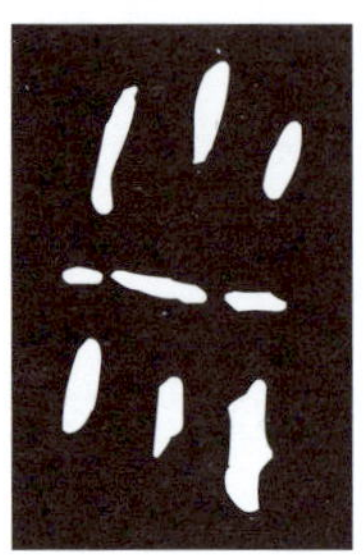

甲骨文“米”

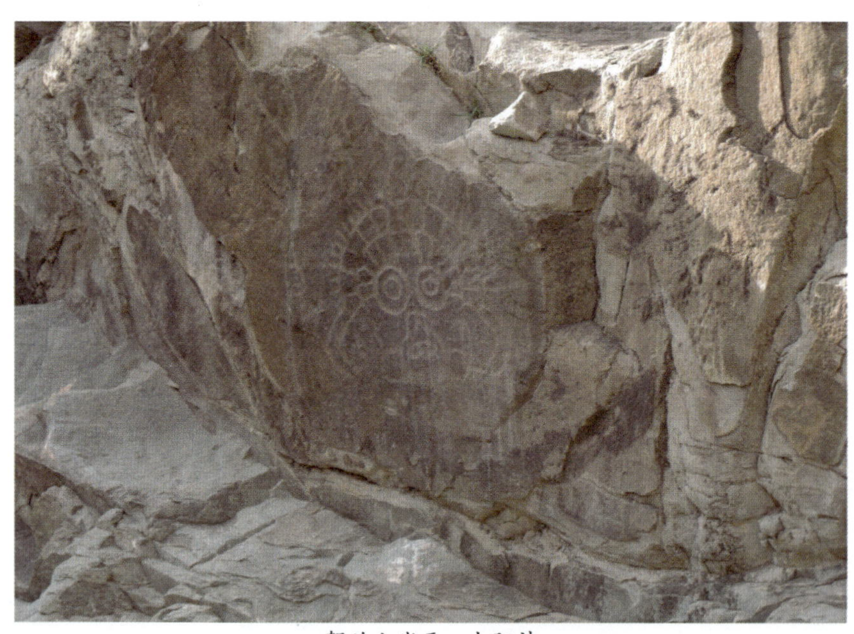

贺兰山岩画：太阳神

米的本义为谷物或其他植物去壳后的籽实。《说文》曰："米，粟实也。象禾实之形。"谷类加工往往通过适当的碾磨，除去杂质和糠皮，但谷类里的维生素和膳食纤维多存在于胚芽和麸皮中，加工越精细的米面所含的维生素就越少。所以，"吃米带点糠，老小都安康"的说法是有道理的，反映了中华民族的科学饮食理念。

糙米

米食的制作方法丰富多彩，常见的方法就是煮米粥和焖干饭。米汤，又称米油，是煮粥时凝聚在锅面上的一层粥油。医学上认为，米汤性味甘平，能滋阴长力，有很好的补养作用。清代名医王士雄在其著作《随息居饮食谱》中说："贫人患虚症，以浓米汤代参汤，每收奇迹。"《本草纲目拾遗》这样解释："米油，力能实毛窍，最肥人。黑瘦者食之，百日即肥白，以其滋阴之功，胜于熟地也。"中华粥品能容善纳，五谷杂粮、禽鱼肉蛋、瓜菜果蔬、菌菇百草，都兼收并蓄，品种不下万余。皇家贵胄，平民百姓，或以粥果腹充饥，或以粥养生疗疾。历代文人墨客，更是善用诗词歌赋的形式颂其精髓，赞其功效。

根据史书记载，神农教民播五谷，黄帝时期开始"蒸谷为饭，烹谷为粥"。米作为生存和温饱的基础，人们把有米无米当成了事情成败的决定性因素。因而，形成了一批脍炙人口的含米俗语。例如，"巧妇难为无米之炊"，用以比喻能力再强，不具备必要条件也不好办事；"等米下锅"，比喻生活困难，形容境况的窘迫或比喻某种急需；"当家才知柴米贵，养儿方知父母心"比喻凡事只有亲自经历体验，才知道它的艰难；"生米做成了熟饭"比喻事情已成定局，无法改变或难以逆转。

许多含米谚语是用米的微小来比喻多与少的关系。如“图他一粒米，失却半年粮”，比喻因小失大；此外，“一缕棉纱难织布，一粒大米难熬粥”、“粒米成箩，滴水成河”等谚语讲的都是这个道理。总之，以米喻理，形象地反映了中国人的智慧和经验，传承了中华文化的民族乡情。

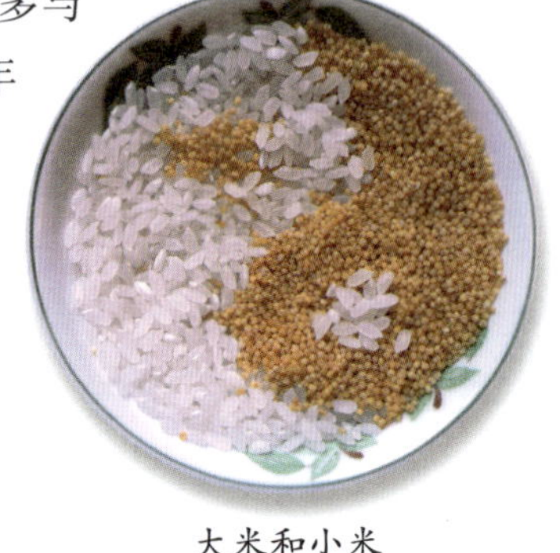

大米和小米

粥与佛教的关系源远流长，也是重要的养生方法。宋代诗人黄庭坚信佛，早晨吃粥，中午吃饭，过午即不食。古人认为，夜食过饱容易致病。例如，宋人《长年诀》有这样的顺口溜：“夜卧不蒙首，晚饭少数口。”

食粥有益健康。《红楼梦》中的贾母每日要吃盅糜粥，用以保养身体。因此，即使今天生活改善，食品丰富，但多数人还是习惯以干饭、稀粥为主食。

香港地处亚热带，为食米区之一，米食文化历史悠久，米制食品种类颇多。再加上讲究食补、善于食补的饮食习俗，使得粥品在香港很受欢迎。不仅在一般的酒楼、茶餐厅里有各式粥品供应，还有许多粥品专卖店；甚至在超级市场、地铁站、便利店里也有成品粥出售。生活在竞争激烈的国际都市中，港人大多脚步匆匆，食无定时，缺乏运动，睡眠不足。因而，引起消化不良，脾胃虚弱，便秘，情志抑郁，精神紧张等健康问题。粥，以其特有的细腻体贴的关怀

粥事知多点

何谓“糜粥”？

粥，古时又称饘、糊、酏、糜等。虽然古籍中有“稠者曰糜，淖者曰鬻”之分，但是在实际生活里，“糜”与“粥”（鬻）很难截然分开，故常“糜粥”并称，或以“粥”代之。

方式，受到不同层次人们的青睐。

港人常用的粥品以护养脾胃、滋阴补虚、调养气血、强筋健骨等保健功效为主，对于改善亚健康状态有很大的帮助。据调查资料显示，70% 的香港人一天最少有 1 ～ 2 次在街上的餐厅吃饭，而粥的熬制是非常耗费时间的；因此，香港人比较愿意光顾街头巷尾的粥店。这些都是粥品在香港颇受欢迎的原因。

香港食粥文化可以从港人的日常用语中体察到。记得有一次，课堂作业是围绕“香港粥品种类及食粥文化的特色”这个题目各抒己见。有的同学举了几个例子，充分体现出香港食粥文化生动活泼的一面，听起来很有意思。如遇到重大的投资和决策，结果未明时，香港人有句口头禅说：“食粥食饭靠晒你（这次你决定了）。”如果说别人功夫还未很到家，会用“鱼生粥”来形容；当事情弄到不可收拾时，每每用“一锅粥”来形容等。

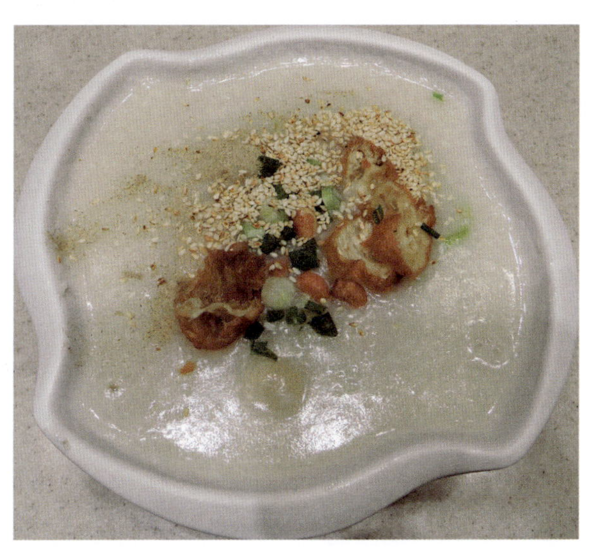

海皇一品粥

粥品分类　精彩纷呈

粥，俗称“稀饭”，是餐桌上的主食之一。如果给粥下一个定义，可以这样描述：是用较多量的水加入米或其他谷物，或在此基础上再加入其他食物或中药，煮至汤汁稠浓，水米交融的一类半流质食品。

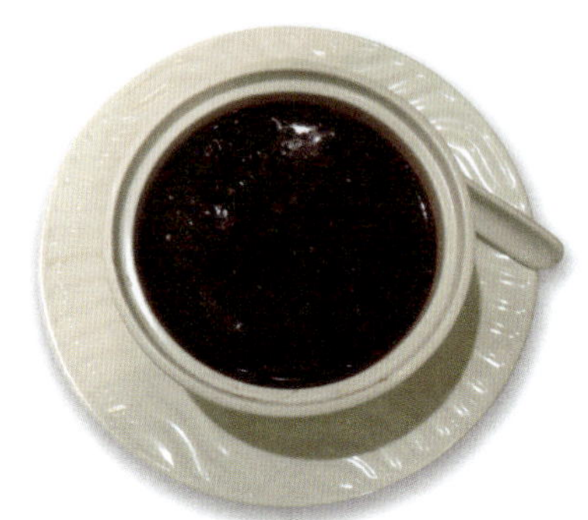
紫米粥

粥可用一种米煮成，如大米粥、小米粥、紫米粥等；也可在米的基础上，加入各种不同的配料，如梨粥、芹菜粥、红豆粥、牛肉粥等。粥的种类很多，如米粥、豆粥、面粥、菜粥、果粥、鱼粥、肉粥、花卉粥、药粥等。

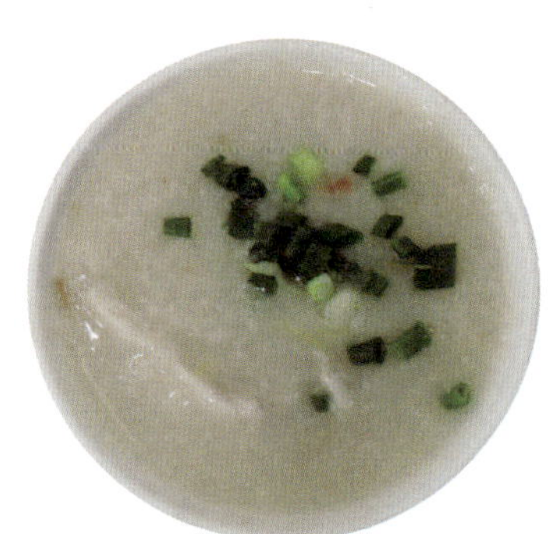
生滚鱼片粥

在烹调上，一般分为普通粥和花色粥两类。其中普通粥是指单用米或面煮成的粥；花色粥则是在普通粥用料的基础上，加入各种不同的配料制成的。南北方的粥食均种类繁多，各具特色，可谓丰富多彩。粥变化万千，咸甜口味均有。以广式咸味粥为例，如鱼片粥、干贝鸡丝粥、菜肉粥等。

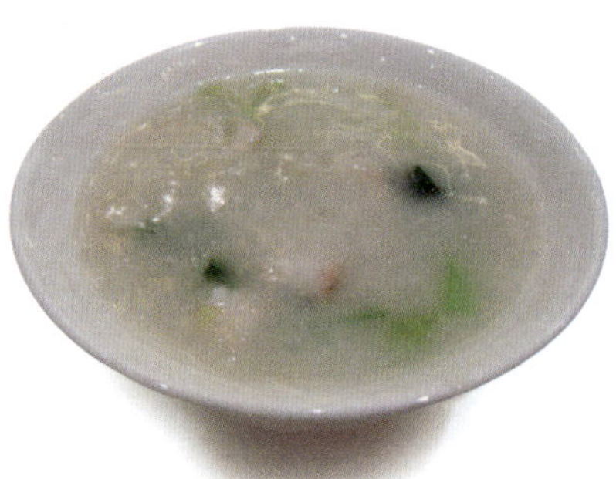
菜肉粥

值得一提的是，清宫御膳的特点之一是讲究粥食，所用食物种类之多，花样之繁，不愧“御粥”称号。在《皇帝节次照常膳底档》中，便记载着皇帝每顿膳食都有几种粥。如薏仁米粥、豇豆粥等，还有应季节食用的荷叶粥、绿豆粥、大麦米粥等，均为清代宫廷御膳中常用的粥食。

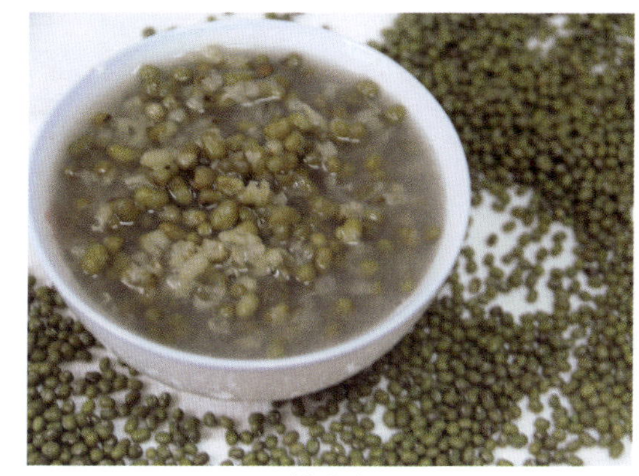
绿豆粥

粥事知多点 腊八粥

有些粥还有很深厚的文化底蕴，例如，腊八粥。农历十二月为“腊月”，故十二月初八称“腊八”。据说腊八粥源于印度，是佛祖释迦牟尼为解决人世间的各种痛苦，修行六年后，终于在腊月八日之夜悟道成佛。释迦牟尼在苦行中，每日仅食一麻一米，后人为不忘他成道前的苦难，故各寺庙僧尼于“腊八”以莲子、大枣、栗子、核桃、松子仁、百合、白木耳、香菇、瓜子仁等入米熬粥，斋供，并以此粥送施主及附近居民，称“佛粥”、“腊八粥”等，此习逐渐由寺庙传至民间。如今，人们多于此日以糯米混合各种豆类、青菜丁、豆腐干、杏仁、花生仁、桂圆、葡萄干等，加糖熬煮。食之既助“腊八”之兴，又添生活情趣，且有滋身养胃之功效。

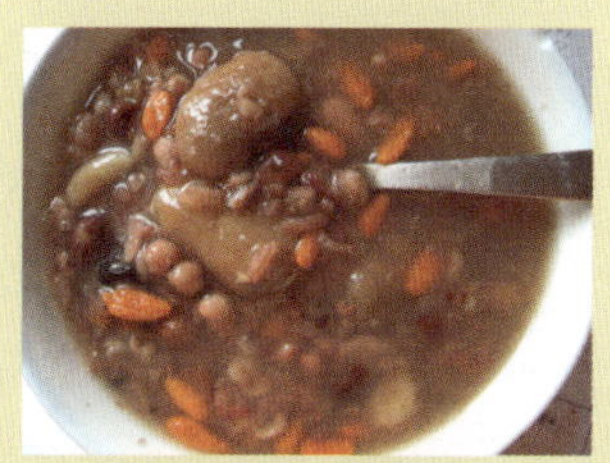
腊八粥

煲粥之道　南北有别

煲粥之道，看似简单，实则不然。虽然不会做饭的人也会煲粥，但真正领悟其中的配料之妙、煲制之法却不是一件容易的事情。暂不说中国之大，民族之众，饮食习俗之多，仅就南方、北方的粥品之别，煲粥方法之异，就已经是令人眼花缭乱了。

自然的植物生长环境，形成了中国南方主要产水稻，北方主要产小麦的粮食作物分布状况，也形成了南方人以米为主食，北方人以面为主食的饮食习惯。然而这一界线，在中医糜粥疗法中却显得模糊不清。因为粥是南北方人都非常喜爱的一种日常膳食，更是中医饮食疗法中的一个重要内容。

一般来说，煲粥，有点像煲汤，只是粥比较黏稠，并且以米面为主原料。在烹调方法和应用上，粥与汤一样，也具有制作简便、加减灵活、适应面广、易消化吸收的特点。煲粥时最好先将米用冷水浸泡 30 分钟，这样既可节省煮粥时间，也可使米粒充分糊化。刚开锅时，可顺着一个方向转轻轻搅动几下，之后，就不用搅动了。待米粒开花时，再不停地搅动，直至粥呈黏稠状即可。若配方中有不能食用的中药，则可先用中药煮取汤汁，再加入米中煮粥。若粥中加入的配料形体较大，应切细或碾粉后再下锅，以使粥稠味浓。

北方人煲粥是无须放油盐调料的。有时喝八宝粥会适当放一点糖。但是，山西有一种粥堪称“奇粥”，名字叫“合子饭”，虽说是“饭”，实则是粥。之所以称奇，是因为所用原料有菜，有面，有米，有豆，还倒炝锅。面，可以用白面粉，也可以用玉米粉或高粱粉。做法也很有趣：小米煮粥，加各种用刨丝器擦成细丝或切碎的菜（萝卜、豆角、南瓜等），最后，加短面条。然后，用铁勺子热油炸葱、姜、蒜，出香味后，马上将热油铁勺子放入锅中，并立刻盖上锅盖，食用时加调料即可。“合子饭”虽说是粥，却是作为主食吃的。主要是作为晚餐，一大碗“合子饭”，从营养搭配角度来看，可谓全面均衡。

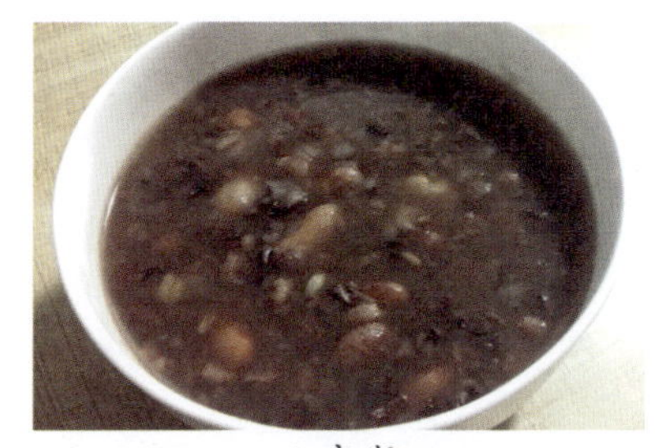
八宝粥

根据烹制方法，港式粥大概可分为渌粥、生滚粥和老火粥。渌粥即用沸腾的粥把一些易熟的辅料烫熟，曰“渌”，例如，牛肉粥、艇仔粥。生滚粥就是把辅料加入粥里一起煮熟，例如，鱼腩粥、及第（猪杂）粥、肉片粥、猪肝粥、猪腰粥和滑鸡粥等等，都是这种制法。吃时一般佐以薄脆片或油条段、葱花和胡椒粉。不爱吃葱就告知“走青”。渌粥和生滚粥非常注重“粥底”，“粥底”煮得好，一碗美味的粥就成功了一半；美味的“粥底”通常会加瑶柱去提味。

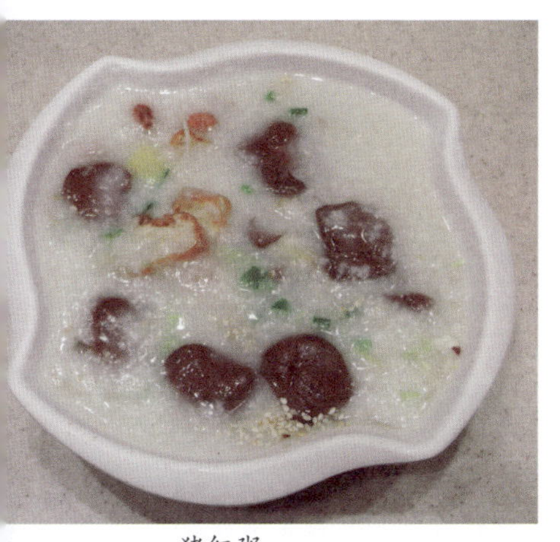
猪红粥

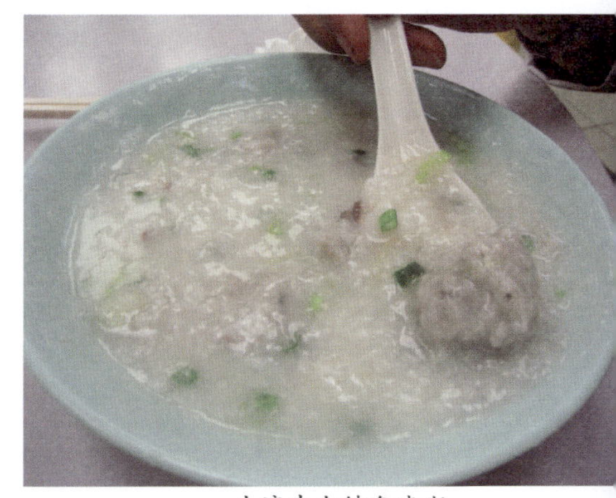
生滚牛肉鲮鱼球粥

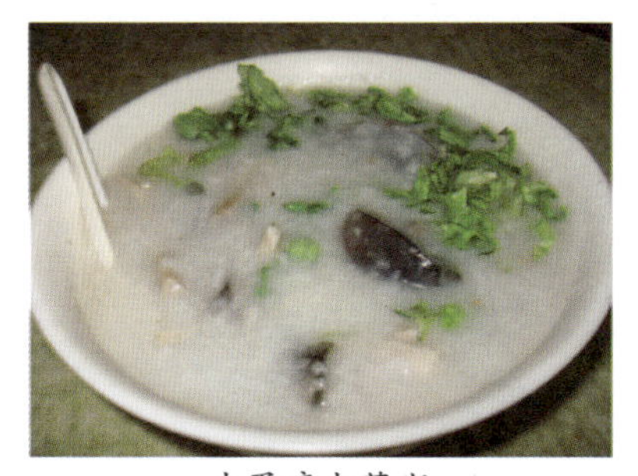
皮蛋瘦肉菜粥

长时间煲的粥，真正把水米煮到合二为一的境界，称为“老火粥”。“老火粥”是要用小火慢慢煮的，时间有时在数小时以上。最有代表性的是皮蛋瘦肉粥、猪骨菜干粥和柴鱼花生粥等。这种粥讲究用大锅煲，火力均匀。以“皮蛋咸蛋腐竹瘦肉粥”为例，做法是先把一块瘦猪肉用盐腌一夜，洗净盐水切块。薄腐竹掰碎。米用油盐腌 30 分钟加入一大锅水里，煮开才下切块的皮蛋、腐竹、瘦肉、咸蛋黄。90 分钟后粥已经煮得均匀，把肉块捞出用筷子捣碎放回粥里，再切碎 1 个皮蛋，煮 10 分钟起锅即可。皮蛋分开煮，是为了粥里既有皮蛋香，又有皮蛋块。也有在皮蛋瘦肉粥中加入少许青菜，成为皮蛋瘦肉菜粥。咸鸡粥，是把走地鸡先用盐略腌成咸鸡，再煮粥。还有一半鲜猪骨加一半烧猪骨煮的粥，称为金银猪骨粥。类似的还有金银鸡粥等。

值得一提的是，还有人将粥做成“粥底火锅”，这听起来容易使人联想起打边炉的汤底。实际上也确实如此，是以粥替代火锅的汤底，最大限度地保存了食物的原味。

港人熬粥的材料以海产和肉类为主，常用食物包括蚝、元贝、鱿鱼、蚬肉、石斑鱼、鲍鱼、鸡肉、猪肉、牛肉等，均含丰富蛋白质、钙质和维生素。

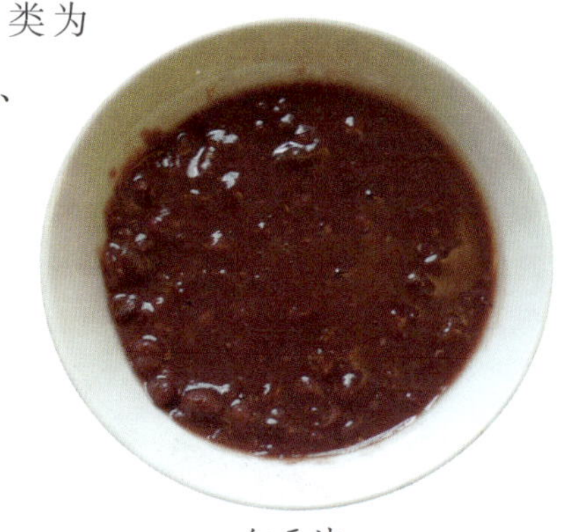
红豆沙

原来以为，只有北方人喝豆粥，其实不然。在香港，也有各式“豆粥”，只不过做法略有不同。例如，端午节吃甜粥、五色豆粥。五色豆粥风味简朴，口味清淡甘甜。材料一般是用五种不同颜色的豆子，如红豆、绿豆、黑豆、眉豆、白豆或白米，加入一小块陈皮、适量的水，以慢火煮至豆子糯烂，加入白糖或片糖调味即可。在甜点店有红豆沙、绿豆沙、麦米粥、紫米粥等。

南北粥食各有特色，可互相取长补短。例如，在香港，可以增加绿豆粥、红小豆粥、八宝粥等豆粥品种。注重根据个人体质食粥，充分发挥食疗药粥的养生保健作用。也可适当添加现代保健食品的成分，如枸杞子、红枣、葡萄干、山药、莲子、扁豆、龙眼肉、核桃仁、薏米（薏苡仁）、杏仁等。

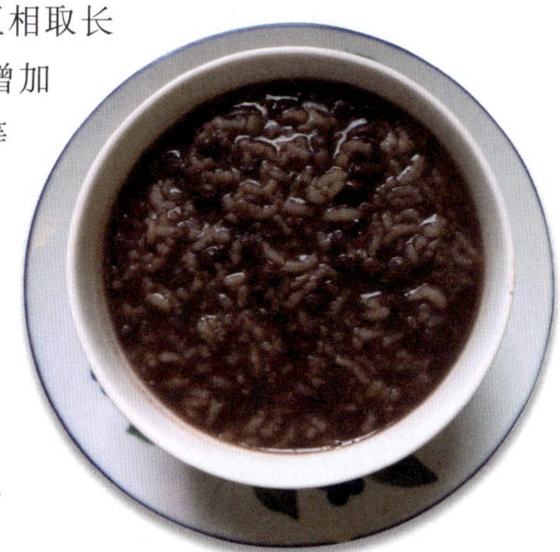

红小豆粥

粥事知多点

“米贵仅供糜粥用”

大米歉收，有的年头甚至颗粒无收，因而米价高昂。“初四每米七升银一钱，初五增至一钱四分五厘，亦无从籴买”（明·林希元·与俞太守请赈书）。贫苦人家只能“掘草根煮干叶以食”（同安县志·卷三·大事记）。普通人家，一日三餐，喝粥为主，因“米贵仅供糜粥用”（宋·陆游·剑南诗稿·夜寒），但也常常是“稀饭照人影”。

粥疗有益　贵在对症

关于粥食，历代典籍医书记述甚多。清·黄云鹄在其所著的《粥谱》一书中集粥之大成，收载粥的品种多达二百有余，并简述了每一粥方的主治功用。谓：粥“于养老最宜：一省费，二味全，三津润，四利膈，五易消化。”清代《老老恒言》一书载有粥方百种。

粥，因所选用的原料不同而有不同的作用。故喝什么粥，也应按个人体质而定。热性体质，应加一些偏凉的食物，例如，绿豆、薏苡仁、白萝卜、冬瓜、芹菜、梨等。相反，虚寒体质的人，则应加一些具有温补性质的食物，如红枣、红参、桂圆、生姜等。平和体质的人，可选一些平性食物，如豇豆、芋艿、山药、松子仁、花

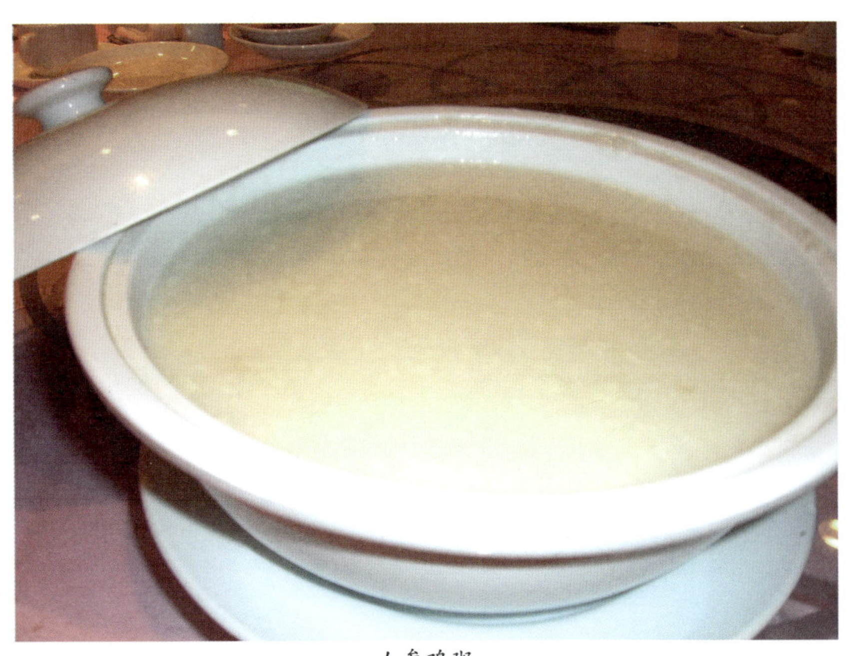

人参鸡粥

生仁、毛豆、白扁豆等。

粥不仅富含水分，易于消化吸收，老少咸宜，而且品种很多，功效不同，还比较适宜于女性食用。如女性的月经期、孕产期都需要服食补血益气粥，女性更年期则宜食养心安神粥，美容可选用美颜润肤粥，减肥可选用减肥消脂粥等。归纳其保健作用，可以列举如下：

容易消化　补虚增力

白米熬煮温度超过60℃就会产生糊化作用，熬煮软熟的粥入口即化，非常容易消化，很适合感冒、发热或肠炎等疾病康复期的人士食用。人在生病时，往往食欲不振，用清淡的粥搭配一些色泽鲜艳又开胃的食物，例如，梅干、甜姜、小菜等，既能促进食欲，又能滋补羸弱的身体，为慢性病患者补充体力。

防止便秘　调养肠胃

粥含有大量的水分，喝粥除能果腹止饥之外，还能为身体补充水分，有效防止便秘。而肠胃功能较弱或溃疡病患者，平日应少食多餐、细嚼慢咽，很适合喝粥调养肠胃。

预防感冒　润喉生津

天冷时，喝一碗热粥，可以增加身体御寒能力，有助预防感冒。对于喉咙不适、发炎疼痛的人，温热的粥能滋润喉咙，有效缓解不适感。

益寿驻颜　益智纤体

五谷杂粮熬煮成粥，含有丰富的营养素与膳食纤维，对于年长、牙齿松动的人或患者，喝粥可补养身体，延缓衰老。

此外，与某些食物搭配煲粥，还具有其他功效。

美容养颜

常用的食物如胡萝卜、新鲜豆浆、牛奶、芝麻、人参、杏仁、薏米、鲜藕、桃花、天门冬、黄芪、山药、银耳、樱桃、莲子、百合、大枣、芦荟、黄豆、桑葚、玫瑰花、桂圆、枸杞、红糖、珍珠粉、糯米、麦冬、番薯等。

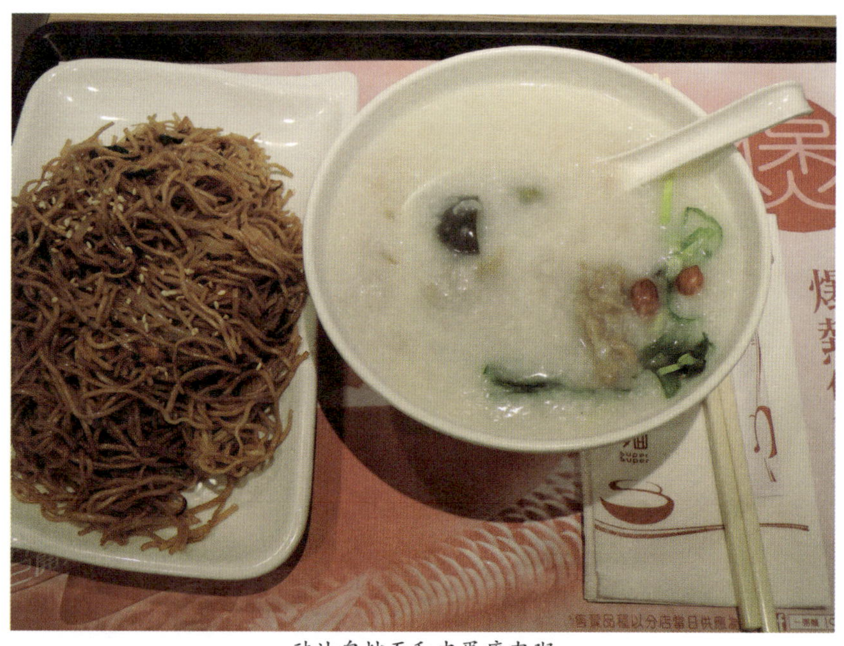

豉油皇炒面和皮蛋瘦肉粥

益智健脑

是指增强思维和记忆能力。《神农本草经》中有许多食物或中药明确注有“聪明”“益智慧”“不忘”“补脑髓”“补心气”等功效。适用于煲粥的常用食物有：金针菜、鸡蛋、黑芝麻、黑大豆、茯苓、猪肝、葡萄干、花生仁等。

纤体减肥

常用的材料包括冬瓜、芹菜、燕麦、山药、莲藕、荷叶、茯苓、桑叶、海带、山楂、鲤鱼、萝卜、赤小豆、黑木耳、魔芋、糙米、绿豆、燕麦片、芡实、番薯等。可制成冬瓜粥、荷叶粥、赤小豆粥等。

喝粥的食物搭配也各有千秋。例如，北方人多在晚饭时食粥，因为粥比较稀，故多配主食，如包子、馒头、烙饼等。南方人则早晚食粥，而且多以粥为主食，配以一两碟小菜。居住在陕西、山西一带的人习惯喝小米粥，生完小孩的产妇，在坐月子期间，以喝小米粥、配煮鸡蛋为主食。而粤港地区通常配以炒面，蒸肠粉（叉烧、牛肉、虾米或鲜虾），松糕，油条，煎堆，咸煎饼及萝卜糕等粤式粥点。

粥事知多点

“晨粥”有益脾胃

在早晨食粥，有利于适应人体肠胃空虚的特点。正如北宋文人张耒在《粥记》中所说：“每日起，食粥一大碗，空腹胃虚，谷气便作，所补不细，又极柔腻，与肠胃相得，最为饮食之良。”现在，电饭锅的使用普及，为煲粥带来了极大便利。可于前一天晚上睡前采用定时煲粥的方法，这样，第二天早餐就可以喝到香味甘浓的“晨粥”了。

糜粥调养　食胜于药

粥，被古人誉为“神仙粥”。苏东坡食粥后写下的“身心颠倒不自知，更知人间有真味”，堪称赞美粥食的千古绝唱。不仅如此，粥还具有调节胃口，补充水分，宜食宜药的特点。《普济方》说：“米虽一物，造粥多般……饮膳可代药之半。”而“莫言淡泊少滋味，淡泊之中情意长”的诗句，则更加精辟地概括了粥食修身养性的功效。辨证论治的创始人张仲景不但被后人尊为“医圣”，而且堪称糜粥疗法的先驱。所著《伤寒杂病论》，巧用糜粥保护胃气、助药治病的例子在字里行间屡见不鲜。

以粥增强药力

例如，太阳中风，以桂枝汤解肌祛风，调和营卫，服药后即“啜热稀粥1升余，以助药力”。而治疗“太阳病，……反汗出恶风者”用桂枝加葛根汤则“不须啜粥”。

以粥保护胃气

例如，大建中汤治脾胃虚寒证时，“当一日食糜”，又如理中丸治太阴虚寒证之后，以及猪肤汤治少阴咽痛证之后等，均以粥助药力且护胃气；或在泻实之后，用粥调养以扶正。

粥具有制作简便、加减灵活、适应面广、易消化吸收的特点。粥中之米，就如同方药中之甘草，以“国老”之力，调和诸药；以包容之性，百搭食物，共成百种口味，百样功效。与豆搭配，便成为豆粥；与肉搭配，便成为肉粥。粥中之米，在与其他食物配伍之时，还可以收到互相取长补短的效果，例如，黄豆含有人体必需的多种氨基酸，尤以赖氨酸含量最高，正好补充了大米等谷类食物赖氨酸不足的缺陷，故米豆混合煲粥为科学的膳食方法，可使蛋白质互补。

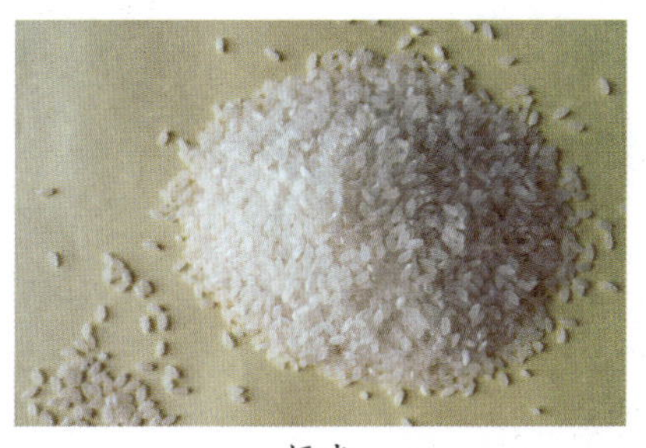

粳米

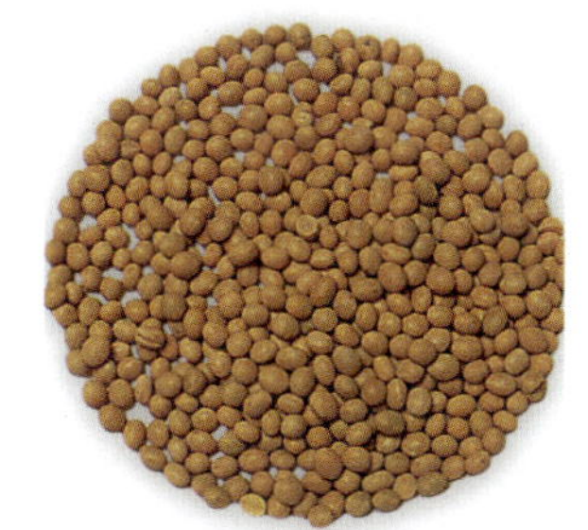

黄豆

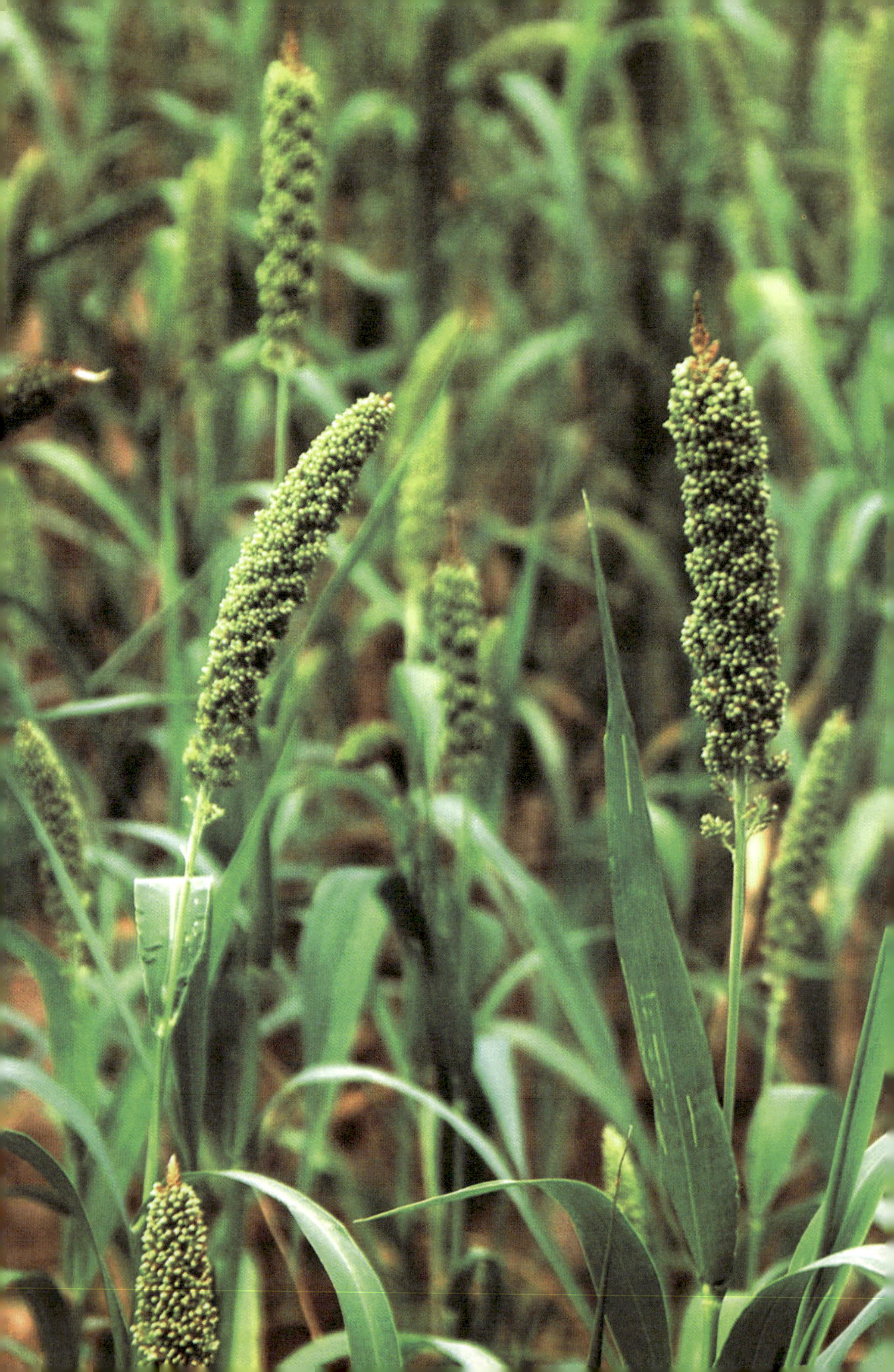

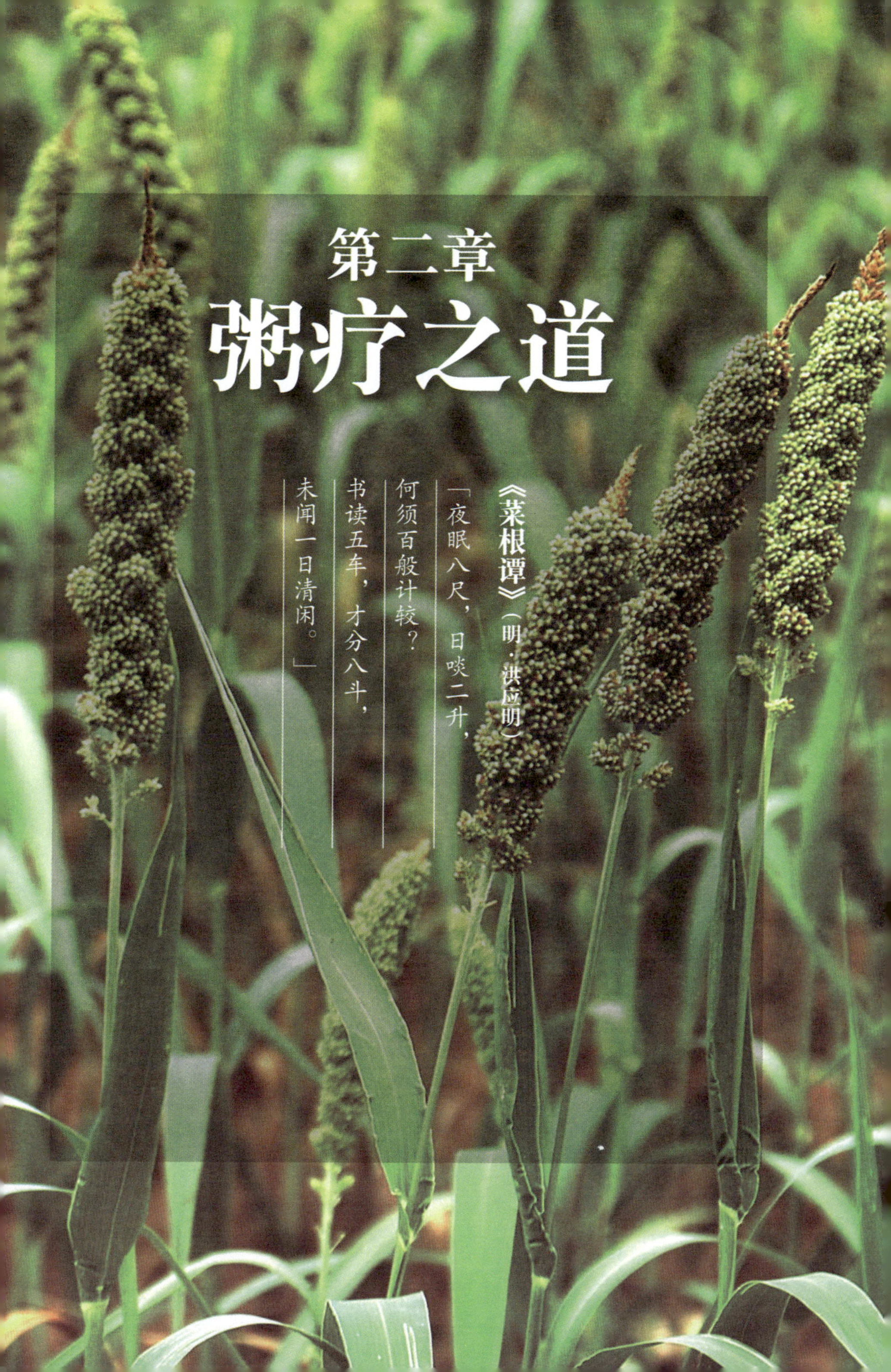

第二章 粥疗之道

《菜根谭》（明·洪应明）

「夜眠八尺，日啖二升，何须百般计较？书读五车，才分八斗，未闻一日清闲。」

粥疗效佳　祛病延年

《史记·扁鹊仓公列传》载有西汉名医淳于意（仓公）用“火齐粥”治齐王病。进入中古时期，粥的功能更是将“食用”、“药用”高度融合，进入了带有人文色彩的“养生”层次。宋代苏东坡有书帖曰：“夜饥甚，吴子野劝食白粥，云能推陈致新，利膈益胃。粥既快美，粥后一觉，妙不可言。”

依照罗天益在《宝鉴》一书中记载：粳米、粟米做成的粥，气味淡薄，阳中带阴，所以清淡舒畅，能利小便。有一人病危，但从不吃药。医生叫他吃粟粥，杜绝其他食物，10 天过后病情好转，1 个月过后痊愈，可谓五谷也能治病。

煮成的小米粥或粳米粥，上面浮一层细腻的黏稠物，形如油膏，俗称“米油”，营养丰富，滋补力强。中医有“年过半百而阴气自半”的说法，意思是说老年人不同程度地存在着肾精不足的问题，如果常喝米油，可以起到补益肾精、益寿延年的效果；产妇或患有慢性胃肠炎的人经常会感到元气不足，喝粥油能补益元气、增长体力，促进身体早日康复。粥不仅可以充饥，而且还具有保健疗疾的功效。

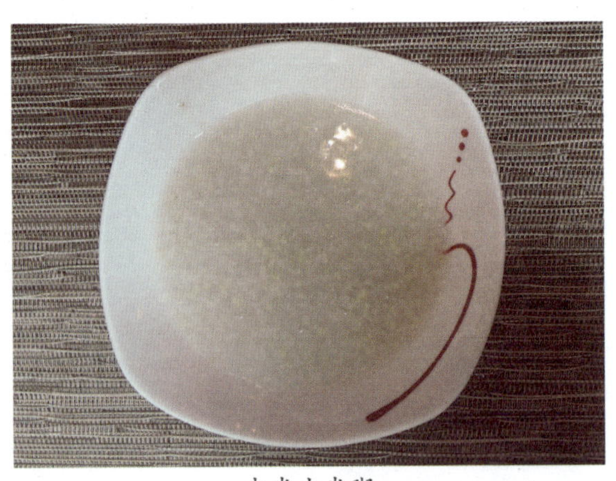

大米小米粥

高血压

菊花粥

配　方　菊花30克，粳米50～100克。

制　法　先将菊花煎汤，再同煮成粥。

功　效　疏散风热，平肝明目，清热解毒。

适应证　对秋季风热型感冒、心烦咽燥、目赤肿痛等有较好的治疗功效。此外，对高血压、心血管疾病也有较好的防治作用。

菊花

按　语　菊花味甘、苦，性微寒。归肺、肝经。具有疏散风热、平肝明目、清热解毒之效。适用于风热感冒、头痛眩晕、目赤肿痛、目暗昏花、疮痈肿毒等症。

芹菜粥

配　方　新鲜芹菜60克，粳米50～100克。

制　法　将芹菜洗净切碎，与洗净的粳米同入砂锅内，加水600毫升左右，同煮为菜粥。每日早晚餐食，温热服。

功　效　平肝清热，祛风利湿，降压降脂。

适应证　高血压 、糖尿病等。

按　语　本品所用的是旱芹，为伞形科植物旱芹的全草。味甘、苦，性凉。归肝经。具有平肝清热、祛风利湿、降压降脂的功效。适用于高血压、高脂血症等。

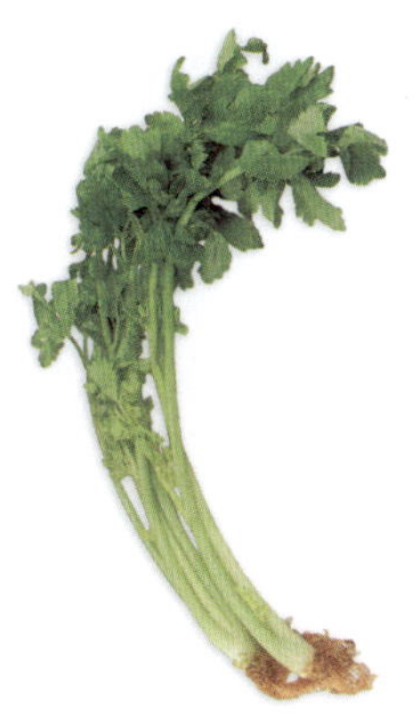

芹菜

决明子粥

配　方　决明子10克，粳米100克，冰糖少许。

制　法　先将决明子放锅内炒至微有香气，取出，待冷后水煎取汁，加粳米煮为稀粥，待熟时调入冰糖，再煮1～2沸即成。每日1剂，连用5～7天。

决明子

功　效　清热明目，润肠通便。

适应证　目赤肿痛、怕光流泪、头痛头晕，以及高血压、高脂血症、习惯性便秘。

按　语　决明子为豆科植物决明或小决明的干燥成熟种子。味甘、苦、咸，微寒。归肝、大肠经。具有清热明目、润肠通便的功效。适用于目赤涩痛、畏光多泪、头痛眩晕、目暗不明等。

心脑血管疾病

黑木耳粥

配　方　粳米50克，黑木耳30克。

制　法　将粳米和已经泡发的黑木耳一起煮粥。

功　效　凉血止血，和血养荣。

适应证　既可滋补强身，又适用于贫血、便血、便秘等病症。

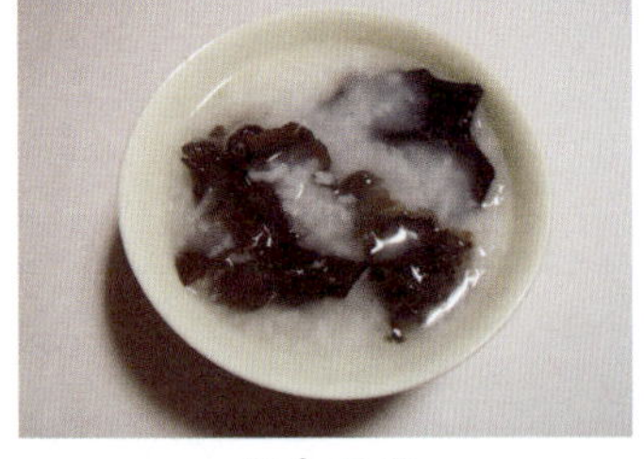

黑木耳粥

按　语　黑木耳是一种胶质食用菌，其所含胶质可起到清胃、涤肠作用。黑木耳含铁丰富，赖氨酸和亮氨酸含量尤其高。近年来发现，它能降低血液黏稠度，对心脑血管疾病有明显的预防作用。

大蒜粥

配　方　紫皮大蒜30～50克，粳米50克。

制　法　将大蒜剥皮、切块，用水煮沸5分钟后捞出，将粳米放入煮蒜的水中煮成稀粥，然后再将蒜放入同煮至稠即可。

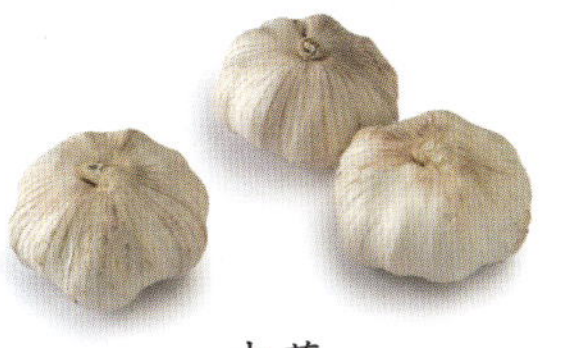
大蒜

功　效　软化血管，降血压，降血脂。

适应证　动脉硬化、高脂血症、冠心病及心肌梗死等心血管疾病。

按　语　大蒜中含有蒜素及蒜辣素，具有广谱抗菌、杀菌和抗原虫作用。近代研究证明，大蒜可以降低血清胆固醇、三酰甘油及防治动脉粥样硬化；还有降低血糖、防止铅中毒、抗癌等作用。

山楂粥

配　方　山楂片、粳米各50克，冰糖适量。

制　法　粳米用水淘洗干净。将山楂片与粳米一起放入锅中，加水适量，先用大火烧沸，再改用小火慢慢熬煮。熬煮至粥成后，加入冰糖适量，调匀即可。每日2次，每次1碗。

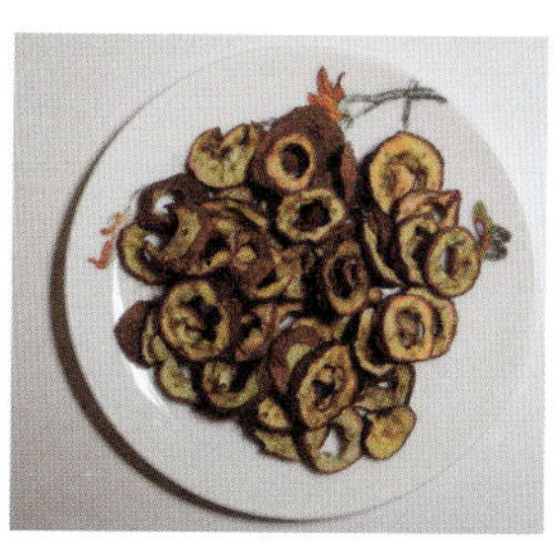
山楂

功　效　健脾胃，消食积，散瘀血。

适应证　食积停滞，肉积不消以及高血压、冠心病、冠状动脉供血不足、心绞痛、高脂血症等。

按　语　山楂为蔷薇科植物山楂或野山楂的果实。味酸、甘，性微温。归脾、胃、肝经。除消食积、散瘀血、利尿、止泻等功效外，并有扩张血管、降压、降胆固醇和强心作用。

糖尿病

南瓜粥

配　方　南瓜150克，粳米(或糙米)50克。

制　法　南瓜去皮、籽，切成大块；粳米用水淘洗干净。将南瓜与粳米一起放入锅中，加水适量，先用大火烧沸，再改用小火慢慢熬煮至粥成即可。

南瓜粥

功　效　补中益气，润肺通便。

适应证　脾虚气弱，营养不良，高血压，糖尿病，便秘等病症。

按　语　南瓜中的果胶可以提高米的黏度，使糖类吸收缓慢。因此，南瓜粥适合糖尿病患者食用。另外，南瓜中的甘露醇有通便作用，有助预防结肠癌等肠道疾病。研究表明，南瓜可有效防治高血压、糖尿病及肝脏病变，提高人体免疫能力。

菠菜粥

配　方　菠菜(连根)100～150克，粳米(或糙米)50克。

制　法　将菠菜洗净，在沸水中烫一下，切段备用。粳米放锅内，加水适量，煎熬至粳米熟时，将菠菜放入粥中，继续熬至成粥时停火；再放入食盐即成。

菠菜

功　效　养血止血，敛阴润燥。

适应证　糖尿病阴虚化热型。便溏腹泻者不宜。

按　语　菠菜味甘，性凉。归肠、胃经。具有养血止血、敛阴润燥、清热除烦、生津止渴、养肝明目、宽肠通便等功效。适用于坏血病、衄血、便血、消渴引饮、大小便涩滞、胃肠积热、痔疮等病症。

山药糙米粥

配　方　生山药150克，糙米50克。

制　法　生山药去皮为糊，糙米加水如常法煮粥，山药糊放入粥内拌匀即成。

功　效　补脾肺，益肾精，固胃肠。

适应证　糖尿病脾肾气虚、腰酸乏力、便溏者。

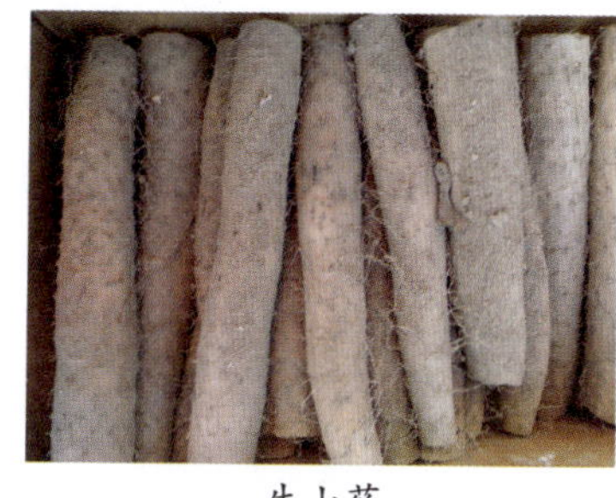

生山药

按　语　山药味甘，性平。归脾、肺、肾经。具有补脾养胃、生津益肺、补肾涩精的功效。适用于脾虚食少、久泻不止、肺虚喘咳、肾虚遗精、带下尿频、虚热消渴等病症。

便秘

郁李仁粥

配　方　郁李仁10克，粳米50克。

制　法　先将郁李仁捣烂，水煎取汁，加粳米煮为稀粥。每日2次，连续3～5天。

功　效　润肠通便、利水消肿。

适应证　大便干燥秘结、小便不利、水肿胀满等。孕妇慎用。

按　语　郁李仁为蔷薇科植物欧李、郁李或长柄扁桃的成熟种子。味辛、苦、甘，性平。归脾、大肠、小肠经。具有润肠通便、下气利水的功效。适用于津枯肠燥、食积气滞、腹胀便秘、水肿、脚气、小便不利等病症。

郁李仁

紫苏麻仁粥

配　方　紫苏子、火麻仁各10克，粳米100克。

制　法　将苏子、火麻仁捣烂如泥，然后加水慢研，滤汁去渣，再同粳米煮为稀粥，分为2次服食，连续2～3天。

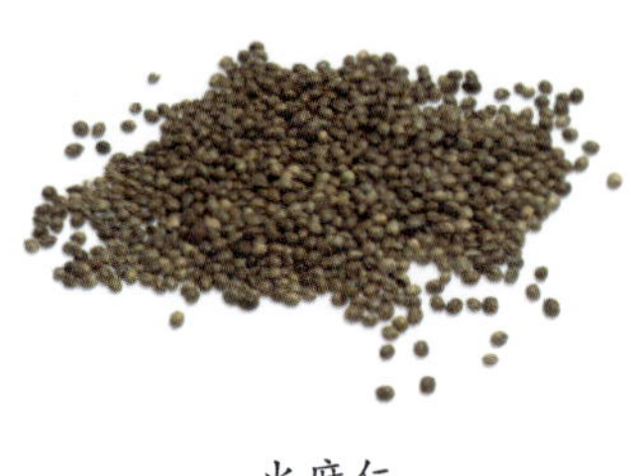

火麻仁

功　效　润肠通便。

适应证　老人、产妇、病后体质虚弱等所致的大便不通、燥结难解者。

按　语　紫苏子（苏子）为唇形科植物紫苏的果实。味辛，性温。归肺经。具有降气化痰、止咳平喘、润肠通便的功效。适用于痰壅气逆、咳嗽气喘、肠燥便秘等病症。火麻仁（麻子仁）为桑科植物大麻的种仁。味甘，性平。归脾、胃、大肠经。具有润肠通便的功效。适用于血虚津亏、肠燥便秘等病症。

肉苁蓉粥

配　方　肉苁蓉20克，粳米100克。

制　法　肉苁蓉用水煮成汁，过滤去渣。粳米入锅煮粥，待粥快熟时，倒入肉苁蓉汁，再煮沸数次，即可食用。每日1剂。

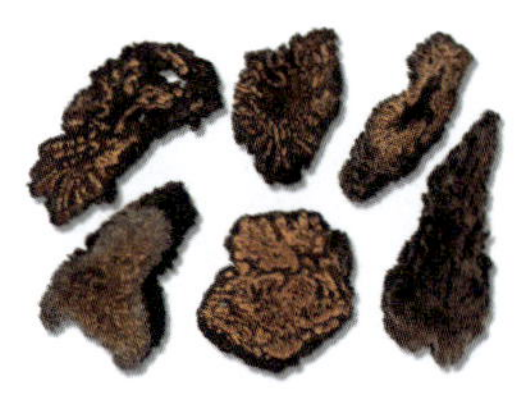

肉苁蓉

功　效　肉苁蓉既能通肾阳、补肾虚，又能润肠通腑、治便秘。

适应证　阳虚便秘者。

按　语　肉苁蓉为列当科植物肉苁蓉或管花肉苁蓉干燥带鳞叶的肉质茎。味甘、咸，性温。归肾、大肠经。具有补肾阳、益精血、润肠通便的功效。适用于肾阳不足、精血亏虚、阳痿不孕、腰膝酸软、筋骨无力、肠燥便秘等病症。

枳实萝卜粥

配　方　枳实10克，萝卜、粳米各100克，白糖少许。

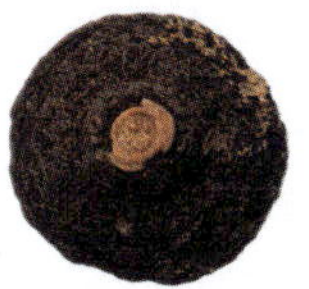
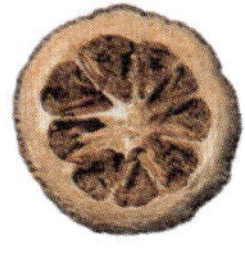
枳实

制　法　将萝卜洗净，切粒；粳米淘净备用；将枳实择净，放入锅中，加清水适量，浸泡5～10分钟后，水煎取汁，加粳米煮粥。待沸后，下萝卜粒，煮至粥熟时再调入白糖，煮1～2沸即成。每日1剂，连续3～5天。

功　效　顺气导滞。

适应证　气机郁滞所致的便秘，主要表现为大便秘结，欲便不得，嗳气频作，脘腹胀满，甚则腹中作痛，纳食减少，舌苔薄腻，脉弦。

按　语　枳实为芸香科柑橘属植物酸橙及香圆的幼果。味苦、辛、酸，性微寒。归脾、胃经。具有破气消积、化痰散痞的功效。适用于积滞内停、痞满胀痛、泻痢后重、大便不通、痰滞气阻、胸痹、结胸、脏器下垂等病症。

失眠健忘

枣仁龙眼粥

配　方　酸枣仁、龙眼肉各15克，粳米50克，红糖5克。

制　法　将酸枣仁、龙眼肉切小粒，与粳米一同入锅，加适量水煮成粥，加红糖拌匀。作晚餐食用。

酸枣仁

适应证　思虑过度、劳伤心脾、暗耗阴血所致的面容萎黄、没有光泽及心悸怔忡、健忘失眠等症。

按　语　酸枣仁为鼠李科植物酸枣的种子。味甘、酸，性平。归肝、胆、心经。具有养心补肝、宁心安神、敛汗、生津的功效。适用于虚烦不眠、惊悸多梦、体虚多汗、津伤口渴等病症。龙眼肉为无患子科植物龙眼的假种皮。味甘，性温。归心、脾经。具有补益心脾、养血安神的功效。适用于气血不足、心悸怔忡、健忘失眠、血虚萎黄等病症。

柏子仁粥

配　方　柏子仁20克(去杂质，清水洗净，捣碎)，粳米100克。

制　法　柏子仁、粳米同煮粥食用。加蜂蜜更佳。早晚各1次。

适应证　老年人习惯性便秘兼有心悸、健忘、失眠者。

柏子仁

按　语　柏子仁(柏实)为柏科植物侧柏的种仁。味甘，性平。归心、肾、大肠经。具有养心安神、润肠通便、止汗的功效。适用于阴血不足、虚烦失眠、心悸怔忡、肠燥便秘、阴虚盗汗等病症。

小米龙眼粥

配　方　龙眼肉30克，小米50～100克，红糖少许。

制　法　将龙眼肉与小米同煮成粥，调入红糖即成。空腹服之。

功　效　具有补血养心，安神益智等功效。

适应证　心脾虚损，气血不足，失眠健忘，惊悸怔忡等。

龙眼肉

按　语　龙眼肉为无患子科植物龙眼的假种皮。味甘，性温。归心、脾经。具有补益心脾、养血安神的功效。适用于气血不足、心悸怔忡、健忘失眠、血虚萎黄等病症。

黄精柏仁粥

配　方　黄精30克，柏子仁10克，粳米100克。

制　法　将诸药择净，捣碎，放入锅中，加清水适量，浸泡5～10分钟后，水煎取汁，加粳米煮为稀粥即成。每日1剂，7天为1疗程，连续1～2疗程。

黄精

功　效　滋补肝肾，养阴润肠。

适应证　肝肾阴虚所致的便秘，头晕目眩，耳鸣健忘，急躁易怒，或精神紧张，失眠多梦，五心烦热，咽干颧红，腰膝酸软，甚或遗精等症。

按　语　黄精为百合科植物滇黄精、黄精或多花黄精的干燥根茎。味甘，性平。归脾、肺、肾经。具有补气养阴、健脾、润肺、益肾的功效。适用于脾胃气虚、体倦乏力、胃阴不足、口干食少、肺虚燥咳、劳嗽咳血、精血不足、腰膝酸软、须发早白、内热消渴等病症。柏子仁（柏实）为柏科植物侧柏的种仁。味甘，性平。归心、肾、大肠经。具有养心安神、润肠通便、止汗的功效。适用于阴血不足、虚烦失眠、心悸怔忡、肠燥便秘、阴虚盗汗等病症。

汤粥结合　药食同用

香港有煲老火汤的习惯，汤底常选用猪肉或鸡肉。实际上，用这样的方法也适用于煲粥。

如猪脊肉粥：取猪脊肉 50 克洗净切小块，用少许油炒后与粳米 50 克、适量水同煮成粥，加食盐少许调味，早晚空腹食用。猪脊肉粥含有丰富的维生素等多种具有美容作用的营养成分。还可以先煲老火汤，再用汤煲粥。这种方法特别适用于一些具有寒凉性质的食材或药材，例如，一些具有保肝益肾、清热排毒功效的市售汤包，如果与粥结合起来，既不改变原本的功效，又增加了保养脾胃的作用。

紫灵芝粥

配　方　紫灵芝，蜜枣。建议配鸡肉、鸽肉或瘦猪肉约250克。

制　法　先用清水把紫灵芝洗净，将全部材料放入煲内，加水约15碗。加入已氽过水的鸡肉、鸽肉或瘦猪肉及蜜枣，以大火煲滚后转小火煲约50分钟。汤成后，取汤加适量籼米煲粥。最后加适量食盐调味。

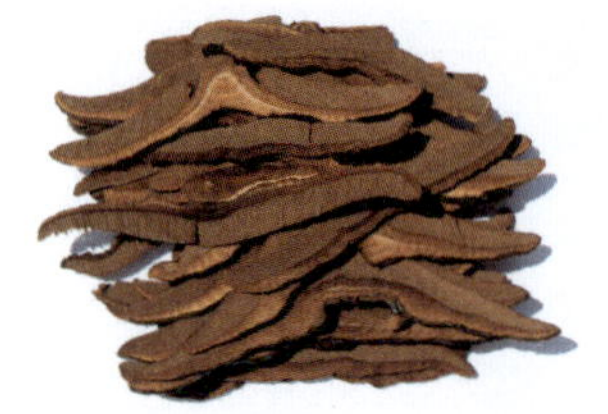

紫灵芝

功　效　补益肝肾、增强抵抗力、促进关节活动功能。

适应证　神经衰弱、失眠健忘，也适用于辅助肿瘤放化疗治疗等。

方　解　灵芝益气补虚、镇静安神；蜜枣健脾润肺、补血益气，加之能使粥更清甜。

按　语　现代研究发现：灵芝对心脏病、脑血管病、肝病、肺病等有显著疗效，并有提高人体免疫力和抗癌、延缓衰老等作用。《神农本草经》将灵芝分为青芝、赤芝、黄芝、白芝、黑芝、紫芝六类，并详细地描述了各自的功效，其中紫芝的功效是“利关节，保神，益精气，坚筋骨，好颜色”。

益肝云芝粥

配　方　云芝，茶树菇，灵芝，女贞子，白芍，沙参，蜜枣。建议配鸡肉、猪排骨或瘦猪肉约250克。

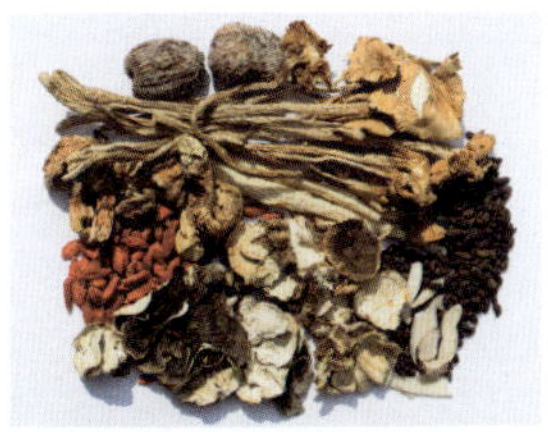

益肝云芝汤药包

制　法　先用清水把材料洗净，然后浸透30分钟。再加入配料，如鸡肉、猪排骨或瘦猪肉。将全部材料放入煲内，加水约15碗。以大火煲滚后转小火煲2～3小时。汤成后，取汤加适量籼米煲粥。最后加适量食盐调味。

功　效　补肝肾、益精血。

适应证　肝肾不足、气阴两虚、免疫力低下、神经衰弱、失眠健忘、肿瘤放化疗康复期等。

方　解　云芝益气健脾利湿、扶正固本；灵芝益气补虚、镇静安神；茶树菇益气开胃、健脾止泻、补肾滋阴，并且有提高人体免疫力、抗衰老、降低胆固醇、抗癌的作用；女贞子滋补肝肾、明目乌发；白芍养血敛阴、柔肝止痛；沙参养阴清肺、益胃生津、化痰益气。蜜枣健脾润肺、补血益气，加之能使粥更清甜。

按　语　云芝不同其他芝类，云芝中的深层培养菌丝体中有结合蛋白多糖，有镇痛和改善食欲作用，可增强免疫功能及减少放疗化疗时的不良反应。云芝多糖也是疗效显著的抗肿瘤的多糖药物。

金钱鸡骨草粥

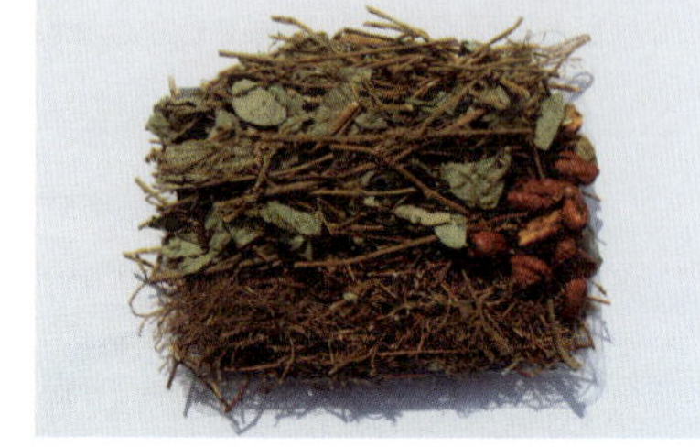
金钱鸡骨草汤药包

配　方　金钱草，鸡骨草，红枣。建议配猪排骨或瘦猪肉约250克。

制　法　先用清水把材料洗净。再加入猪排骨或瘦猪肉。将全部材料放入煲内，加水约12碗。以大火煲滚后转小火煲1～2小时。汤成后，取汤加适量籼米煲粥。最后加适量食盐调味。

功　效　益肝清肾。

适应证　湿热黄疸、肝胆结石、尿路结石、感染等。

方　解　金钱草味淡，性微寒，具有清热利胆、排石利尿等功效；鸡骨草具清热利湿、益胃健脾的功效；红枣补中益气、养血安神。诸药合用，共成益肝清肾之方。

按　语　鸡骨草是豆科相思子属的一种植物，常见于中国华南地区，因首先发现于广州白云山，故而有“广州相思子”之称。

云芝鸡骨草粥

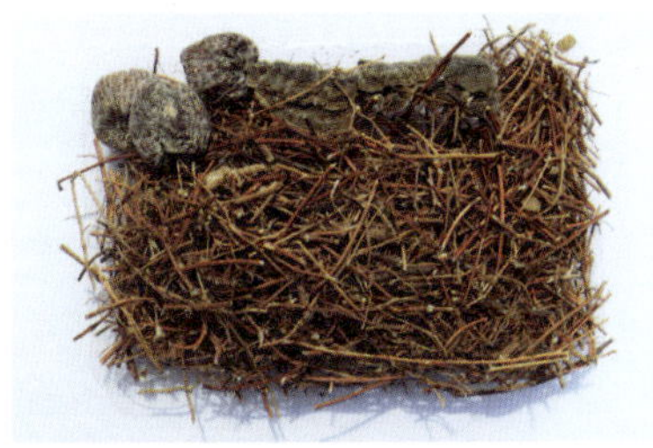
云芝鸡骨草汤药包

配　方　云芝，鸡骨草，蜜枣。建议配猪排骨或瘦猪肉约250克。

制　法　先用清水把材料洗净。再加入配料，如猪排骨或瘦猪肉。将全部材料放入煲内，加水约15碗。以大火煲滚后转小火煲1～2小时。汤成后，取汤加适量籼米煲粥。最后加适量食盐调味。

功　效　养肝益肾、清热排毒。

适应证　肝肾不足、气阴两虚、脾胃虚弱、免疫力低下、湿热黄疸、肝胆结石等。

方　解　云芝益气健脾利湿、扶正固本；鸡骨草清热利湿、益胃健脾；蜜枣健脾润肺、补血益气，加之能使粥更清甜。诸药合用，共成养肝益肾、清热排毒之方。

按　语　近二三十年以来，云芝的研究得到广泛关注。科学使用云芝，在目前医学模式从治疗型向预防保健型转化的过程中具有重要的意义。

五指云芝粥

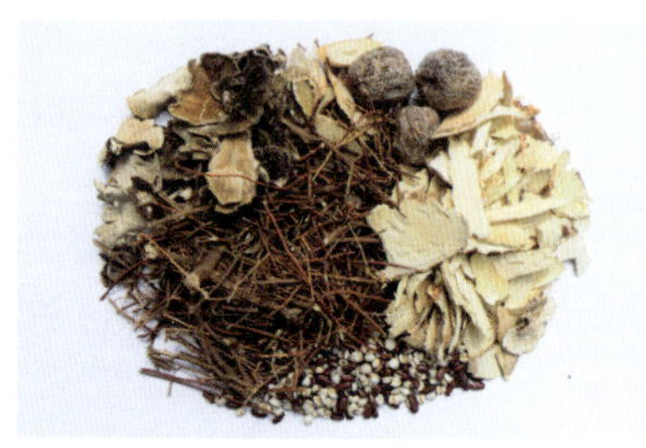
五指云芝汤药包

配　方　云芝，五指毛桃，鸡骨草，薏苡仁，赤小豆，牛大力，蜜枣。建议配猪排骨或瘦猪肉约250克。

制　法　先用清水把材料洗净，然后浸透约半小时。再加入配料，如鸡肉、猪排骨、瘦猪肉。将全部材料放入煲内，加水约15碗。以大火煲滚后转小火煲2 ~ 3小时。汤成后，取汤加适量粘米煲粥。最后加适量食盐调味。

功　效　益气健脾、保肝益肾、清热解毒、行气祛湿。

适应证　肝肾不足、气阴两虚、脾胃虚弱、免疫力低下、湿热黄疸、腰肌劳损、风湿性关节炎、慢性支气管炎、慢性肝炎等。

方　解　云芝益气健脾利湿、扶正固本；五指毛桃气味辛甘、性质温和、香气四溢，一般采集后晾干，食用时先取小部分用清水洗净，用冷水再浸15分钟即可与猪排骨、鸡等煲汤，用小火慢煲。用五指毛桃煲出的汤味道鲜美、气味芳香，有椰奶香味。鸡骨草清热利湿、益胃健脾；薏苡仁利水渗湿、健脾止泻、除痹排脓、解毒散结；赤小豆利水除湿、和血排脓、消肿解毒；牛大力补虚润肺、强筋活络；蜜枣健脾润肺、补血益气，加之能使粥更清甜。诸药合用，共成益气健脾、保肝益肾、清热解毒、行气祛湿之方。

按　语　自古以来，客家人有采挖五指毛桃根用来煲鸡、煲猪骨、猪脚汤作为保健汤饮用的习惯。五指毛桃对支气管炎、气虚、食欲不振、贫血、慢性胃炎及产后少乳等病症都有一定的作用。

四季养生　粥食为先

粥的选择，要因人而异，还要针对病症、季节、环境来选用，并不是千篇一律都喝一种粥。如气虚的人，气短乏力，动则汗出，语言低微，可以喝具有补气作用的人参粥、黄芪粥。因为食物也有寒热温凉之性，所以，喝粥也要考虑到季节的寒温不同和地理的差异，因地、因时灵活选用。如民间流行的春季喝荠菜粥，夏季喝绿豆粥，秋季喝藕粥，冬季喝腊八粥、羊肉粥等，就是因时而选用的。又如北方气温低，常以温补性粥为主；南方温暖多湿，常选清补粥和化湿粥，就是因地而选用的。

春季：寒凉未尽，潮湿多雨

春季寒凉未尽、春寒雨水多，故潮湿就是其主要特征。春季养生当以护阳、保脾、养肝为主。一般宜采用益气升发、养阴柔肝、疏泄条达的药物，在选用药物时，应避免过于升散，也要避免过于寒凉。

从中医养生的角度来看：脾胃是后天之本，人体气血生化之源，脾胃之气健壮，人即可延年益寿。但春为肝气当令，肝气过旺则会侵犯脾胃，使脾胃之气衰弱。适合在春天多吃的食物如红枣，可滋养血脉，强健脾胃，既可单独煮熟了吃，亦可做枣粥。比较适宜于春季的粥有：韭子粥、山药补骨脂粥、山药粥、佛手粥、玫瑰花粥等。

享受春花烂漫、垂柳摇曳的最好去处是杭州西湖。笔者有一位朋友，每年春季都要游西湖、品龙井。已经去过二十多次了，但仍然兴致不减。受她的影响也几次将清明前后的日子安排在杭州西湖度过，并陶醉其中。

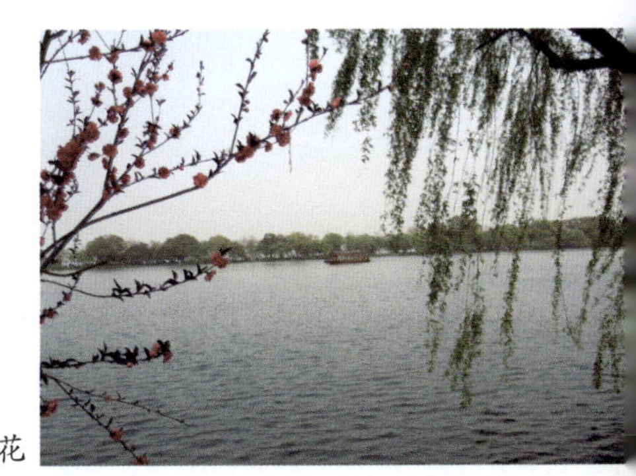

西湖春天的柳树、桃花

韭子粥

配　方　韭菜子15克，韭菜50克，粳米50克，食盐适量。

制　法　将韭菜子用小火炒熟，韭菜洗净切碎，与粳米同入砂锅内，加水500毫升，以慢火煮成粥，加食盐调味。

功　效　温肾助阳，止遗泄。

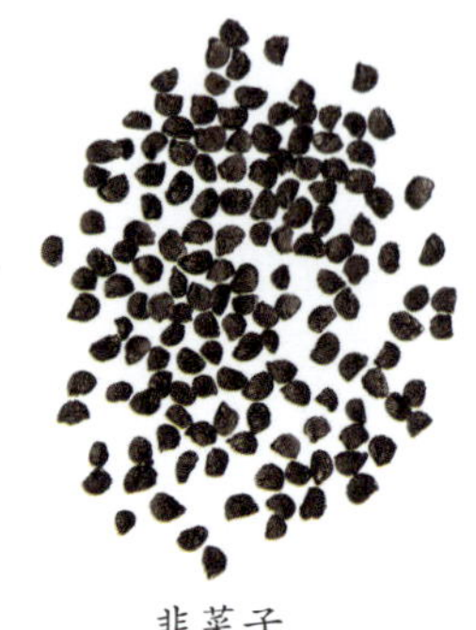

韭菜子

山药补骨脂粥

配　方　干山药片50～60克，补骨脂10克，吴茱萸3克，粳米60克，食盐适量。

制　法　药材洗净，与粳米加水适量同煮成粥，加食盐调味。

功　效　温补脾肾，助阳止泻。

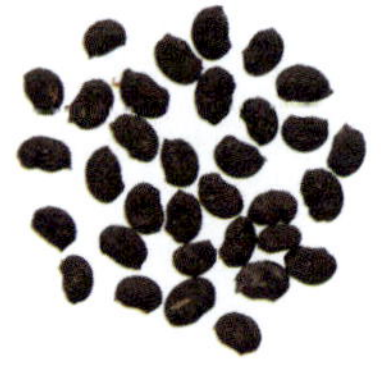

补骨脂

山药糯米粥

配　方　干山药片30克，糯米50克，白糖适量。

制　法　山药、糯米洗净后，加水适量煮成粥，可加白糖调味。

功　效　健脾益气，补肾固精。

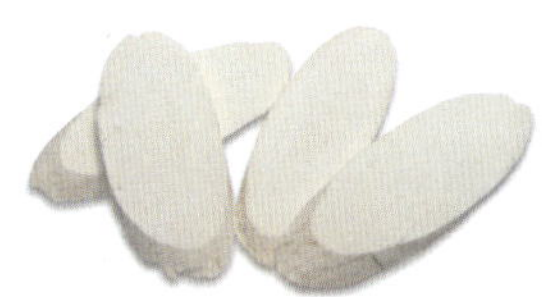

干山药片

佛手粥

配　方　　佛手6克，粳米100克。

制　法　　佛手洗净后入砂锅，加水3碗煮至1碗，去渣取汁；粳米淘洗干净，加水适量，先用大火煮滚，后用小火熬煮成稀粥。待粥将成时加入药汁，再煮数沸，加盐调味即成。

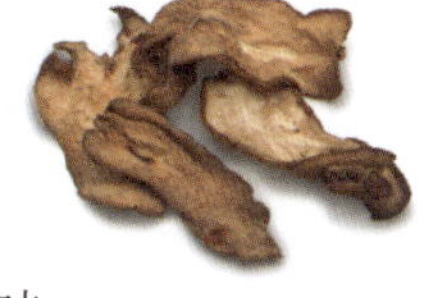
佛手

功　效　　化痰理气，和胃止呕。

夏季：气候炎热，暑湿较重

夏季气候炎热，暑湿较重，容易伤人气阴。宜选用清热解暑、益气生津的药物，例如，西洋参、扁豆、莲子、茯苓、砂仁等。此外，还可以用一些食物进补，如白扁豆、大枣、蜂蜜、牛奶、牛肉、鹌鹑肉、豆浆、鲫鱼等。多吃新鲜蔬菜瓜果，既可满足所需营养，又可预防中暑。还可适当饮些清凉饮料，如酸梅汤、菊花茶等，但冷饮要适度，不可偏嗜寒凉之品，否则会伤阳而损身。另外，吃些醋、蒜拌的小菜，既能生津开胃，又能抑制、杀灭病菌，预防胃肠道病。清淡的粥能清热、防暑、敛汗、补液，还能增进食欲。比较适宜于夏季的粥有牛蒡粥、菠菜粥、薏苡仁绿豆粥、扁豆花粥、白茯苓粥等。

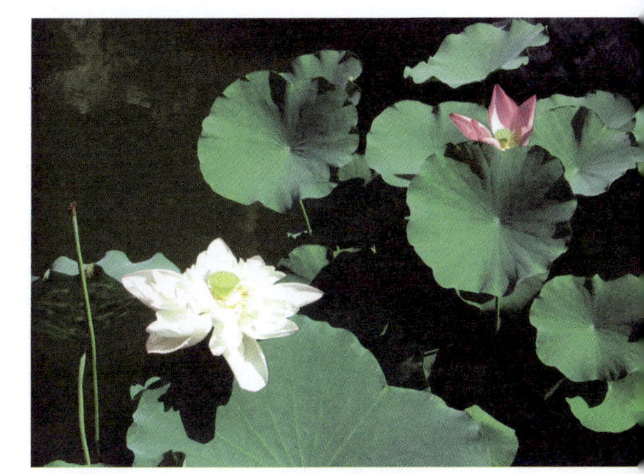
夏日的荷花池

牛蒡粥

配　方　牛蒡根30克，粳米50克。

制　法　粳米淘净、牛蒡根洗净。将牛蒡根放入锅内，加清水适量，用大火煮沸后，转小火煮10分钟滤渣，留药汁。牛蒡汁与粳米同煮至米烂成粥。

功　效　清热利咽。

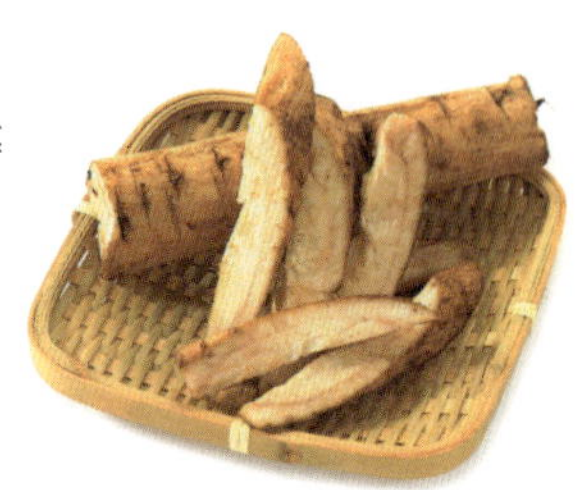

牛蒡根

薏苡仁绿豆粥

配　方　薏苡仁、绿豆各30克，藿香5克，粳米100克。

制　法　薏苡仁、绿豆、粳米淘洗干净，加清水共煮为稀粥。藿香加清水3碗煎至1碗，粥成后加入调匀，再煮1～2沸即成。

功　效　清暑化湿，解毒利水。

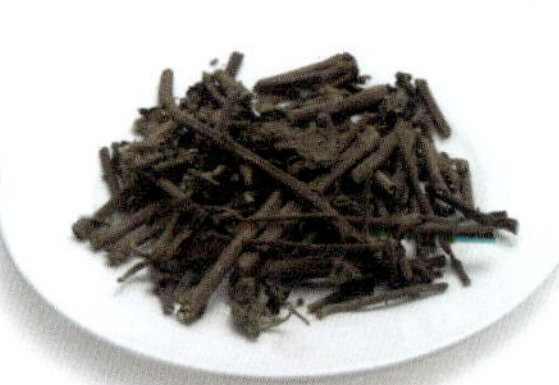

藿香

扁豆花粥

配　方　白扁豆花10～15克，粳米60克。

制　法　粳米洗净后加水煮成稀粥，粥将成时放入扁豆花，改用小火煮约5分钟即可。

功　效　清热化湿，健脾和胃。

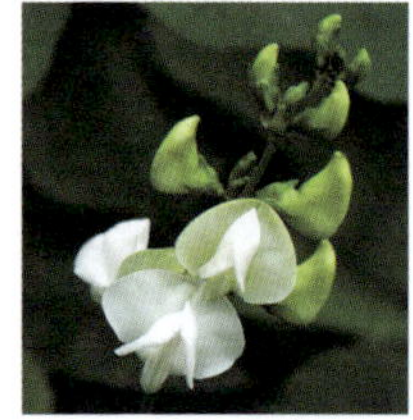

白扁豆花

白茯苓粥

配　方　白茯苓粉15克，粳米100克，食盐、胡椒粉各适量。

制　法　将粳米淘洗干净，加茯苓粉于锅内，加水适量；先用大火煮滚，后改以小火煮至粥成，放入食盐、胡椒粉调味即可。

功　效　健脾利湿，益气宁心。

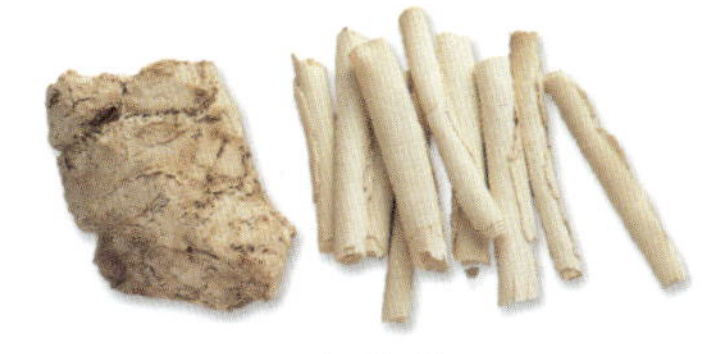

白茯苓

秋季：气候干燥，易伤津液

秋季气候干燥凉爽，易伤津液，宜选用生津养阴、润肤的中药，例如：麦冬、沙参、白芍、百合、熟地黄、桑葚、枸杞等。尚有适宜于年老体弱者食用的蜂蜜粥、百合粥、枸杞粥等。如果阳气潜藏不足，来年春天的生发之阳就不足。故秋季主要是为冬季肾脏的封藏做好准备。比较适宜于秋季的粥有银耳百合粥、莱菔子粳米粥、黑米鲜藕粥、百合玉竹粥等。

关于秋季，林语堂先生在《秋天的况味》一文中有这样一段话，堪称精辟之语："秋是代表成熟，对于春天之明媚娇艳，夏日之茂密浓深，都是过来人，不足为奇了，所以其色淡，叶多黄，有古色苍龙之慨，不单以葱绿争荣了。"

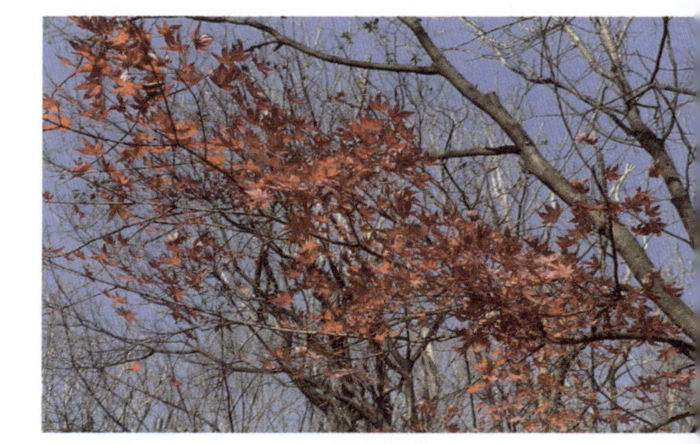

秋天的红叶

银耳百合粥

配　方　银耳、百合各30克，粳米75克，冰糖少许。

制　法　将干银耳放盆内，用温水浸泡约20分钟，待发透后摘去蒂头，去泥沙，再将银耳揉碎；百合、粳米洗净。上三物同入锅中，加水适量煮成粥，将成时加少许冰糖调味即可。

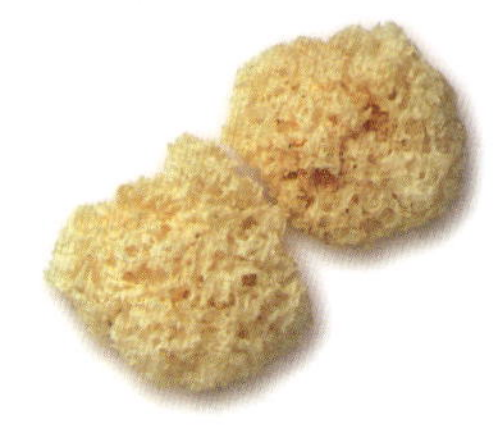
银耳

功　效　益气养阴。

莱菔子粳米粥

配　方　炒莱菔子10克，粳米50克。

制　法　莱菔子洗净，加2碗水煮至1碗；加入粳米和3碗水，煮成稀粥。

功　效　下气化痰，健脾消食。

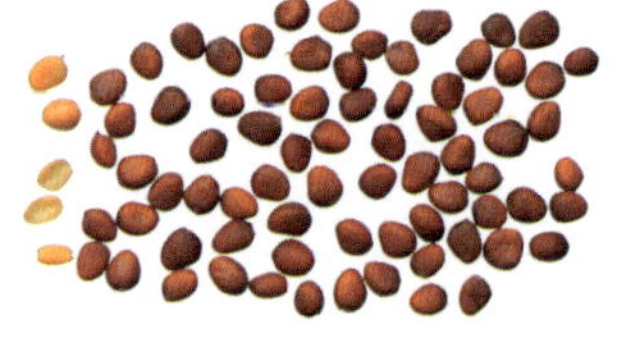
莱菔子

黑米鲜藕粥

配　方　鲜藕200克，黑米100克，红糖适量。

制　法　将藕洗净，去皮后切成丁备用。黑米淘洗干净，用清水浸泡半小时左右。砂锅置火上，加入适量清水，放入藕丁、黑米和红糖煮至成粥即可食用。

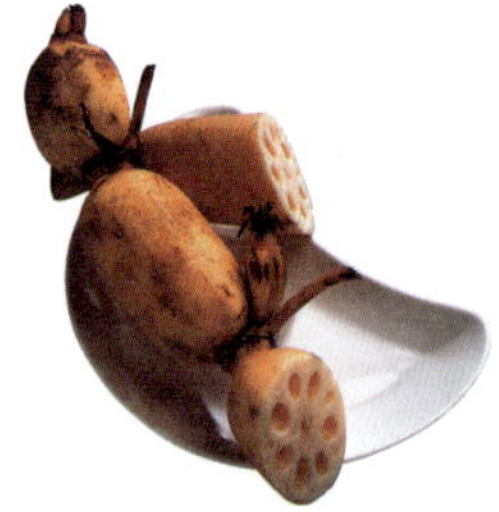
鲜藕

功　效　健脾开胃，补血养心。

百合玉竹粥

配　方　百合30克，玉竹20克，粳米50克，白糖适量。

制　法　百合洗净，撕成瓣状；玉竹洗净，切成寸段，粳米淘洗净，用冷水浸泡30分钟，捞出，沥干水分；把粳米、百合、玉竹放入锅内，加入约1000毫升冷水，置大火上烧沸，改用小火煮约45分钟；锅内加入白糖搅匀，再稍焖片刻，即可盛起食用。

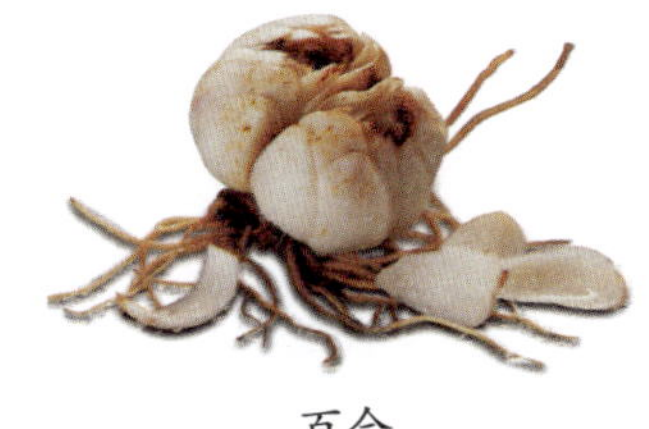
百合

功　效　养阴润燥、除烦止渴。

冬季：气候寒冷，血管收缩

冬季气候寒冷，万物敛藏，进补最益。由于寒冷的刺激，使人体血管收缩，周围阻力增加，动脉平均压升高，引起心肌缺氧严重。此外，还有关节炎、风湿痛、感冒、支气管炎等，其发病率都与寒冷的天气有密切关系。此时，宜予温补肾阳、益精填髓的中药，例如，肉桂、鹿茸、冬虫夏草、核桃仁、菟丝子、肉苁蓉、山萸肉等。另外，也要根据人的不同体质，例如，对于阳虚体质的人，冬季可用肉苁蓉羊肉粥进行调理。比较适宜于冬季的粥有人参杞子粥、参芪粥、双决明粥、肉苁蓉羊肉粥、锁阳壮阳粥等。

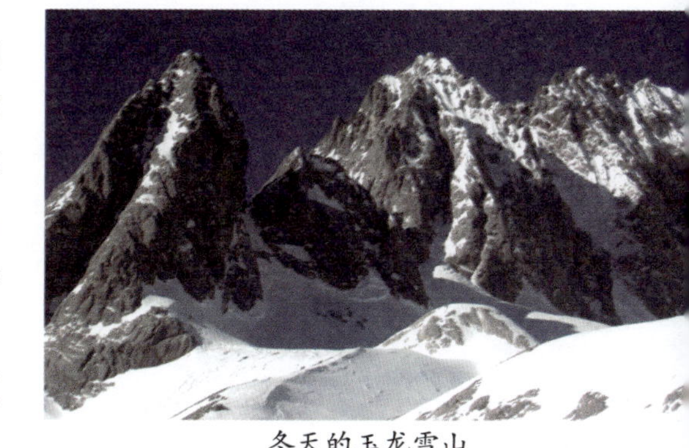
冬天的玉龙雪山

人参杞子粥

配　方　人参5克，枸杞子15克，红枣5枚，粳米100克，红糖适量。

制　法　先将人参、枸杞子、红枣煮水取汁，与粳米放入锅内煮熬，至粥熟时加入红糖，溶化调匀即可。

功　效　益气养精，补肾助阳。

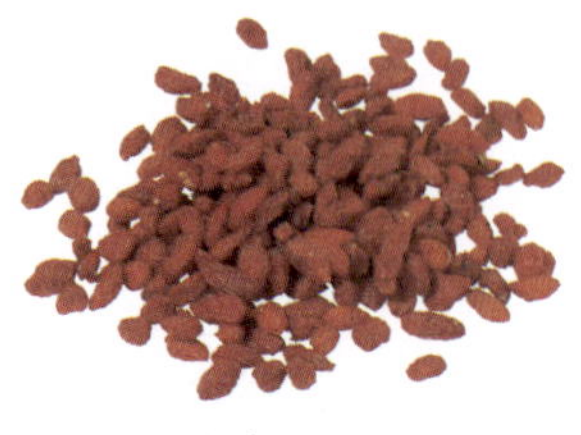
枸杞子

参芪粥

配　方　黄芪30克，人参10克，粳米100克，白糖适量。

制　法　将黄芪及人参切片，用冷水浸泡半小时，入砂锅煎沸，煎出浓汁后将汁取出，加入冷水如上法再煎并取汁。将2次煎药汁分成2份，早晚各用1份，同粳米加水煮粥，粥成后，入白糖调匀即可。

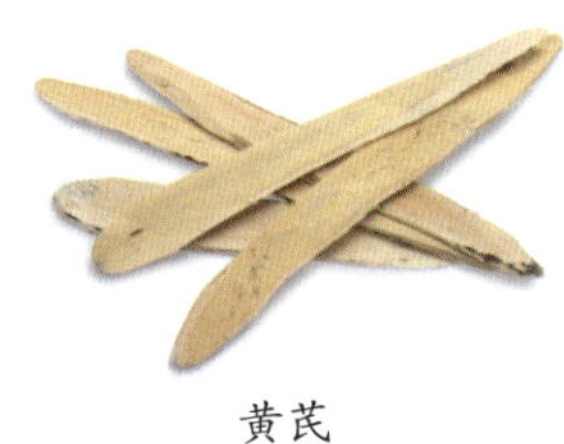
黄芪

功　效　温补气血，强健筋骨，活血通络。

双决明粥

配　方　石决明25克，决明子10克，白菊花15克，粳米100克，冰糖6克。

制　法　将决明子入锅炒至出香味时起锅，再将白菊花、石决明、炒决明子入砂锅煎汁，取汁去渣；粳米淘洗干净，与药汁煮成稀粥，加冰糖食用。

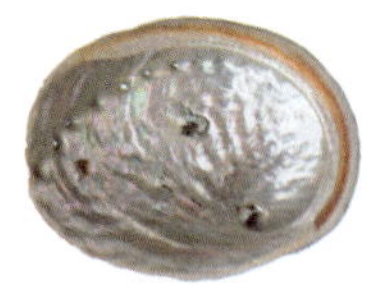
石决明

功　效　养肝潜阳，清肝明目。

肉苁蓉羊肉粥

配　方　　肉苁蓉15克，羊肉40克，粳米80克，葱、生姜、食盐各适量。

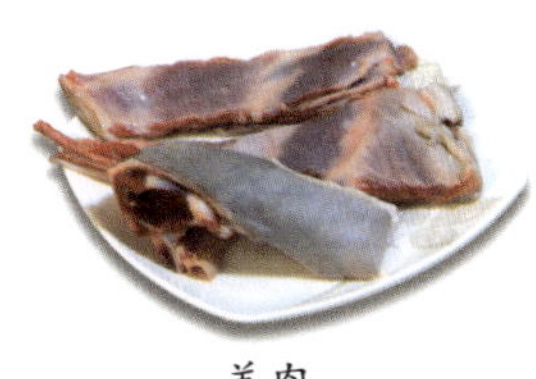
羊肉

制　法　　肉苁蓉洗净备用；羊肉洗净，切片备用；葱、生姜切粒备用，将肉苁蓉放入砂锅内，加水适量煮沸30分钟，去渣留汁，加入粳米、葱、生姜、食盐，用大火煮滚后，改用小火煮30分钟，至粳米熟烂。

功　效　　温肾阳，补精血。

锁阳壮阳粥

配　方　　锁阳10克，羊肉50克，粳米100克。

制　法　　将羊肉洗净切小块，备用，先煮锁阳，约20分钟后去渣，后入羊肉和粳米同煮为粥。

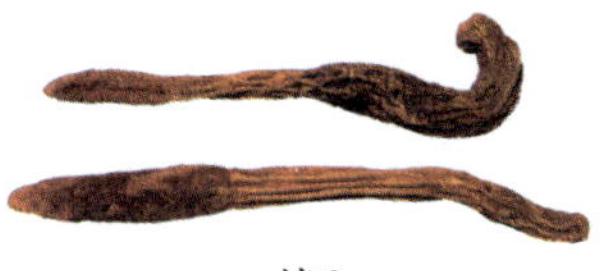
锁阳

功　效　　温阳补肾。

粥事知多点　米油可益气滋阴

喝米油的时候最好空腹，再加入少量食盐，可起到“引药”入肾经的作用，以增强粥油补肾益精的功效。此外，婴幼儿在开始添加辅食时，米油也是不错的选择。《红楼梦》里宝钗曾经介绍过她的养身补品：“每日早起，拿上等燕窝一两，冰糖五钱，用银吊子熬出粥来，若吃惯了，比药还强，最滋阴补气的。”

儿童保健　粥疗有道

冬笋粥

配　方　冬笋、粳米各50克。

制　法　将冬笋洗净切片，与粳米同煮为稀粥。温服。

功　效　宣散透疹。适用于小儿麻疹，疹出不畅。

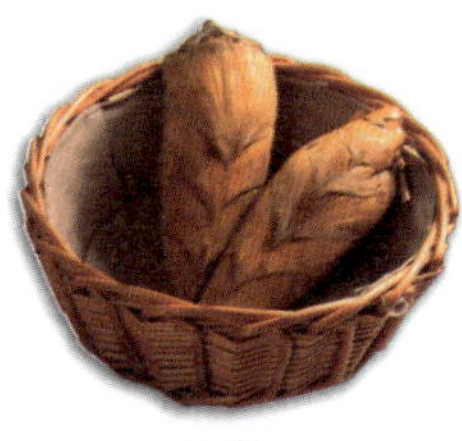
冬笋

小麦粥

配　方　小麦30～60克，粳米60克，大枣5枚。

制　法　将小麦洗净后，加水煮熟，捞去小麦取汁，再入粳米、大枣同煮成粥；或先将小麦捣碎，同大枣、小米共煮为粥。温服。

功　效　养心安神，补脾胃，止虚汗。

适应证　小儿夜寐不安、哭闹，睡后多汗或白天多汗等。汗多可选用浮小麦。

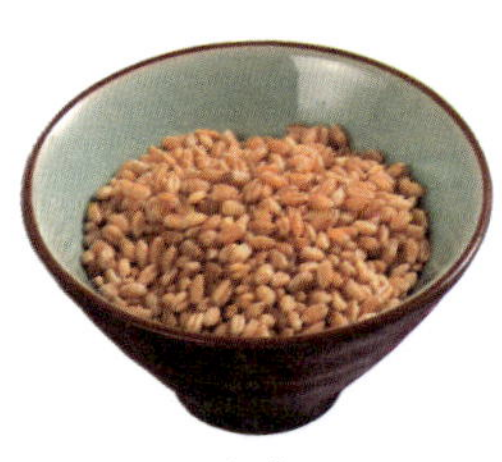
小麦

山药鸡内金粥

配　方　山药30克，鸡内金6克，小米（或粳米）30克，白糖适量。

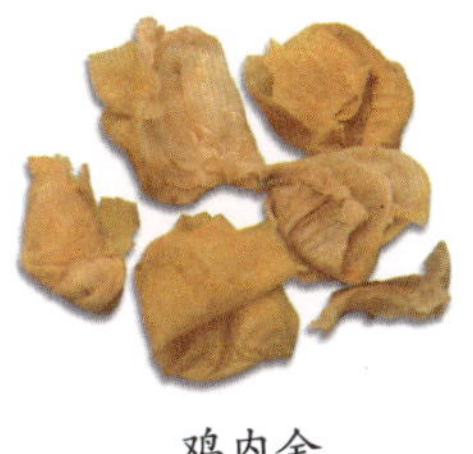
鸡内金

制　法　将山药刮去外皮，切片或碾碎；鸡内金用微火焙黄，研为细粉；小米或粳米洗净。山药片与小米或粳米一起放入锅中，加水适量，先用大火烧沸，再改用小火慢慢熬煮。熬至粥稠时，加入鸡内金细粉（山药若碾碎，也同时加入），调匀后再煮5分钟左右，加入白糖即成。每次1碗，每日2次。作早餐、晚餐或午后点心食用。

功　效　补脾胃，助消化。

适应证　小儿脾虚所致的消化不良，腹泻。

山莲葡萄粥

配　方　生山药（切片）、莲子肉、葡萄干各50克，白糖少许。

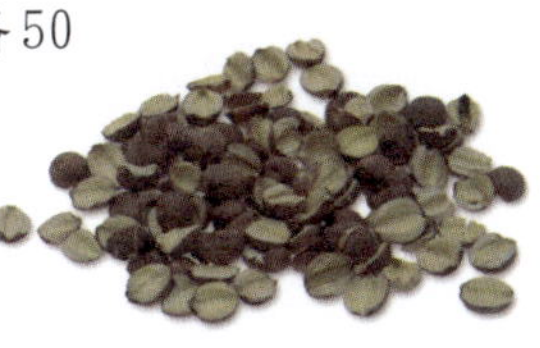
莲子肉

制　法　将生山药、莲子肉、葡萄干同煮，熬成粥，加白糖搅匀。温服，不拘时食。

功　效　补中健身，益脾养心。

适应证　小儿心脾不足而致腹胀便溏，形体瘦弱及消瘦烦躁，发育迟缓。

小米山药粥

配　方　小米50克，山药30克，白糖适量。

制　法　将小米、山药同煮粥，加入白糖搅匀即成。当早餐、晚餐食用。

功　效　润肺固表，健脾止泄，消食导滞。

适应证　小儿自汗或盗汗，或进食则大汗以及小儿脾胃素虚、消化不良、不思乳食、大便稀溏等。

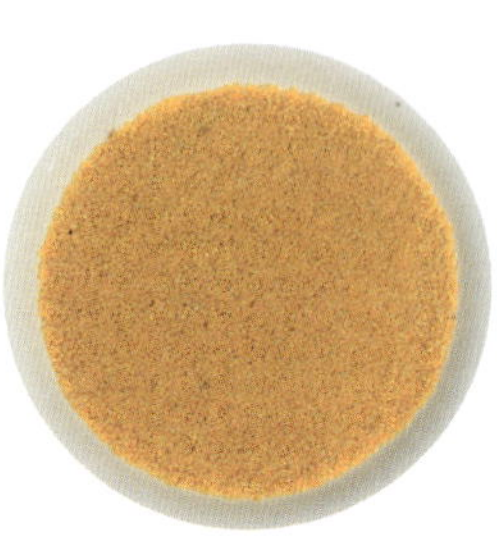
小米

车前草粥

配　方　新鲜车前草30克，葱白1根，粳米50克。

制　法　车前草洗净，切碎，葱白洗净切1段，同入锅，加水2碗，煎20分钟，去渣取汁。粳米洗净，倒入药液中，继续加热，熬成粥。每日1次。连服5～7天。

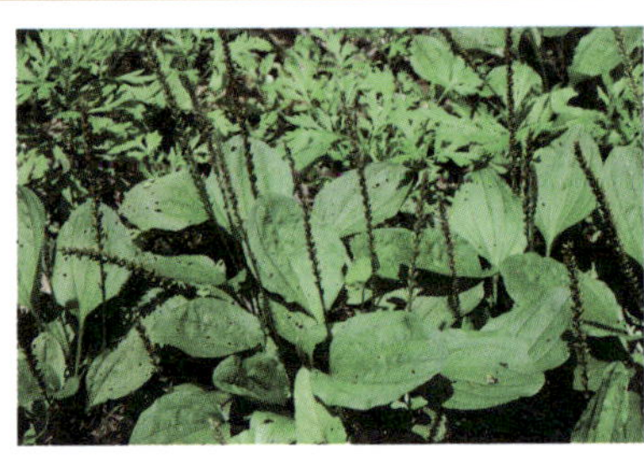
车前草

功　效　清热解毒，利尿消肿，补脾和胃，止血。

适应证　小儿肾炎，水肿尿少，血尿。

小儿疳积食疗方

配　方　炒扁豆、山药各60克，粳米50克。

制　法　同煮粥。适量服食。

功　效　健脾和中。

适应证　小儿疳积。

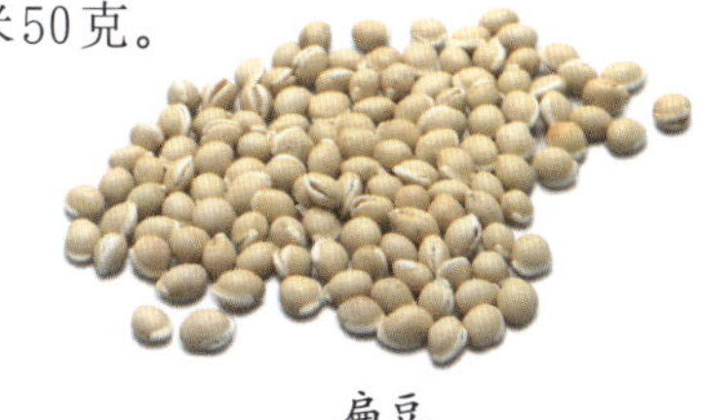

扁豆

马兰头菜粥

配　方　鲜嫩马兰头15克，粳米50克，调味品少许。

制　法　粳米洗净，入砂锅，加水2碗，加热煮至米烂汤稠时，加入洗净切碎的马兰头菜及少量的调味品，再煮熟即可。每日早晚各吃1次。连服数日。

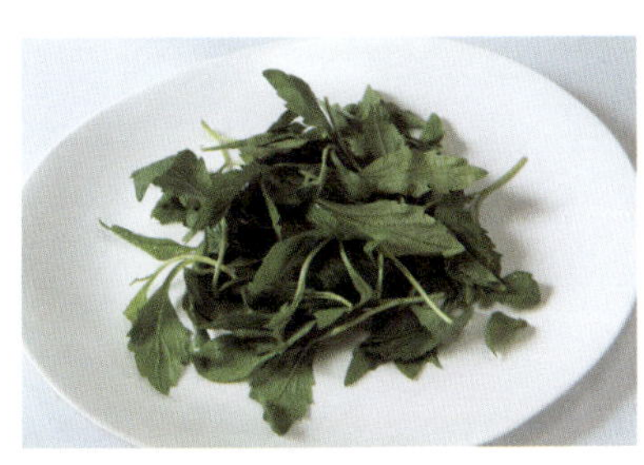

新鲜马兰头

功　效　清热解毒，清肝降火，补脾和胃。

适应证　小儿肝炎恢复期，有口渴舌红、食欲不振等症状者。

糜粥养人　美容驻颜

燕麦粥

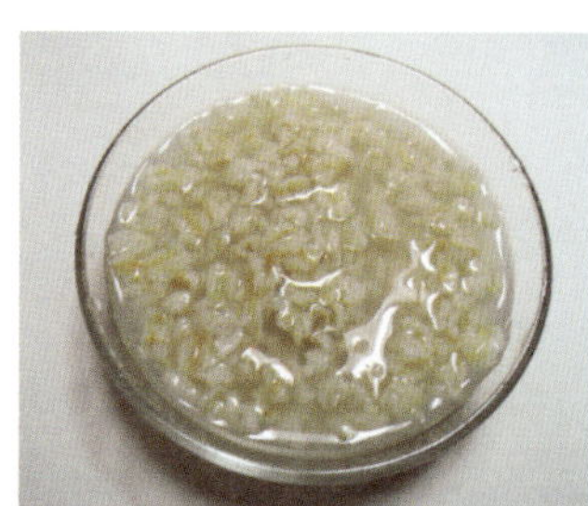
燕麦粥

配　方　燕麦50克，糯米50克。

制　法　把糯米与燕麦一起煮成粥。

功　效　燕麦性味甘平，含粗纤维和不饱和脂肪酸较多，有降胆固醇、调节三酰甘油和降低血液黏稠度的作用，不仅可以预防心脑血管疾病，而且对糖尿病和便秘都有治疗作用，还能减肥、美容，对保持皮肤弹性和抑制老年斑有效。

适应证　肥胖，皮肤干燥、老化，老年斑。

胡萝卜红糙米粥

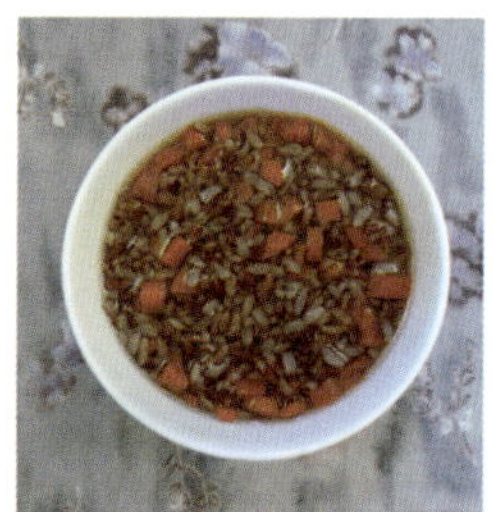
胡萝卜红糙米粥

配　方　胡萝卜100克，红糙米100克。

制　法　取胡萝卜洗净，切小丁，与红糙米同煮成粥。

用　法　早晚空腹食用。

功　效　胡萝卜营养丰富，除含维生素B_1、B_2外，还含有胡萝卜素，可在人体内转化为维生素A，能润滑皮肤。

适应证　对防止面部皮肤干燥、老化，较为有效，也适宜于老人食欲不振或消化不良等症。

玫瑰花粥

配　方　玫瑰花蕾 15克，粳米100克，白糖适量。

制　法　粳米淘洗干净，加水适量煮成稀粥。粥将成时，加入洗净之玫瑰花蕾，煮至粥呈粉红色即成。

功　效　活血散瘀，行气止痛，美白防皱。玫瑰花既能行气解郁，柔肝醒脾；又能活血散瘀，宣壅导滞，而无辛温刚燥之弊。

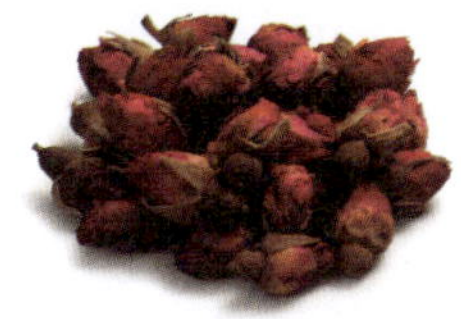
玫瑰花

适应证　气滞血瘀引起的色斑、皮肤老化。

糯米阿胶粥

配　方　糯米60克，阿胶30克，红糖少许。

制　法　先将糯米煮成粥，待粥将熟时，放入捣碎的阿胶，边煮边搅匀，稍煮2～3沸即可，离火时加入红糖。

功　效　养血止血，滋阴润燥。

适应证　血虚所致之面色萎黄、眩晕心悸、心烦不眠、肺燥咳嗽等症。

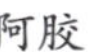
阿胶

药粥有方　长者最宜

人到老年，体质的总特点是虚，特别是气血虚为主。这种体质多由年老体弱，或老年脾胃功能低下，血液生化不足，或七情内伤过度，阴血暗耗所致。养生宗旨是补血养血，益气生血。

食粥非常适合于老年人，例如，人参粥、长春粥、参芪粥、玉米粉粥、何首乌粥、熟地粥、豆浆粥等。

人参粥

配　方　人参（为末），生姜（取汁）各15克，小米50克。

制　法　前两味用水2000毫升，煮取1000毫升，入小米，煮为稀粥。觉饥即食之。

功　效　益元气，补五脏，延缓衰老。

适应证　反胃，吐酸水；年老体弱，五脏虚衰，久病羸瘦，劳伤亏损，食欲不振，慢性腹泻，心慌气短，失眠健忘，性功能减退等一切气血津液不足的病症。宜秋冬季节早晨空腹食用。

人参

长春粥

配　方　红参6克，黄芪20克，生姜5片，粳米100克。

制　法　将红参、黄芪、生姜水煎取汁；将粳米淘洗净，砂锅中加水适量，与药汁共煮为粥。每日早餐趁热啜食，也可早晚各服1次。

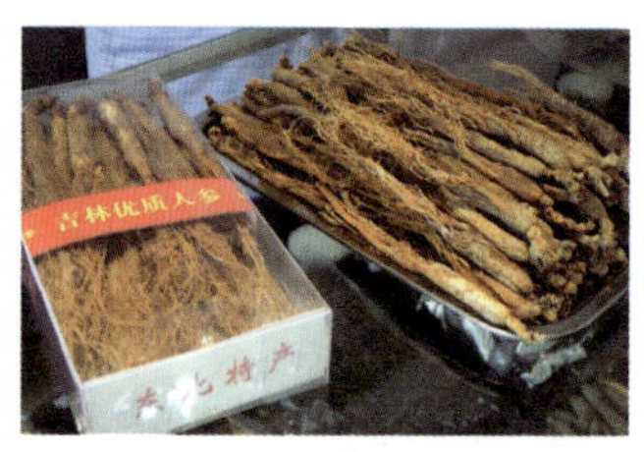

红参

功　效　健脾益肺，补气祛寒。

适应证　冬季老人全身怕冷，四肢不暖，精神易倦，行动无力，呼吸气短，眠差早醒，食少难化。

参芪粥

配　方　党参、黄芪各10克，粳米50克，白糖适量。

制　法　将党参、黄芪切片，水煎取汁，加粳米共煮为粥。每日1次，连服3～5天。

党参

功　效　健脾益肺，养血生津，补气升阳，固表止汗，生津养血。

适应证　老年人气虚便秘、临厕努挣、头晕目眩、心悸气短、面色苍白等。

玉米粉粥

配　方　玉米粉、粳米各50克。

制　法　先将粳米加适量清水调匀煮粥，待米粥将煮成时加入玉米粉，同煮至稠即可。每日服食1～2次。

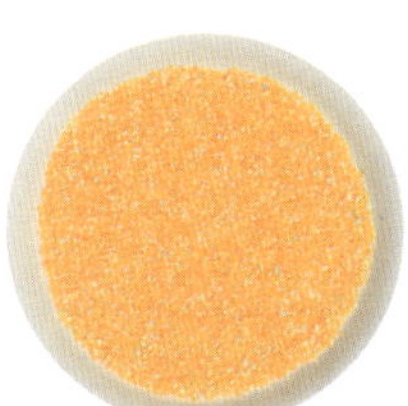

玉米粉粥

功　效　益肺宁心、调中开胃。

适应证　年老体弱、久病体虚及动脉硬化、高脂血症、冠心病等心血管疾病。

何首乌粥

配　方　何首乌30克，粳米50克，大枣5枚，冰糖适量。

制　法　先将何首乌放入砂锅内加清水适量，煎取浓汁，去渣后与粳米、大枣同煮成粥即可，也可加少许冰糖调味。每日服食1次，每次1碗。

何首乌

功　效　解毒，消痈，截疟，润肠通便。

适应证　疮痈，风疹瘙痒，久疟体虚，肠燥便秘。临床也用于动脉硬化、高脂血症、冠心病及心肌梗死等心血管疾病。

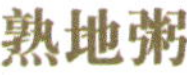

熟地粥

配　方　熟地20克，粳米50克，冰糖适量。

制　法　取熟地用纱布包好与适量水煮20分钟后，拣出纱包，下粳米煮成粥，下冰糖稍煮即可服用。

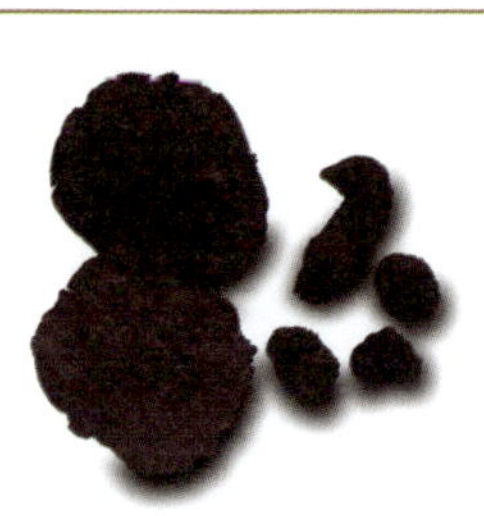

熟地

功　效　补血滋阴，益精填髓，补中气，壮筋骨，和五脏。

适应证　血虚萎黄，心悸怔忡，月经不调，崩漏下血，肝肾阴虚，腰膝酸软，骨蒸潮热，盗汗遗精，内热消渴，眩晕，耳鸣，须发早白；或年老体弱、精血不足、营养不良及久病体虚者。

豆浆粥

配　方　新鲜豆浆500毫升，粳米50克。

制　法　将粳米淘洗干净后与豆浆一起煮成粥，加冰糖适量。每日服食1～2次。

功　效　健脾补虚，益气养血，利水消肿，补钙。

豆浆粥

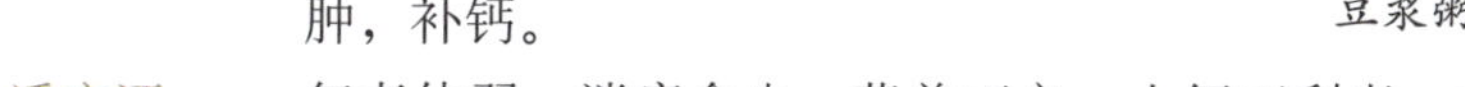

适应证　年老体弱、消瘦食少、营养不良、小便不利者，对动脉硬化、高血压、冠心病有较好的防治作用。

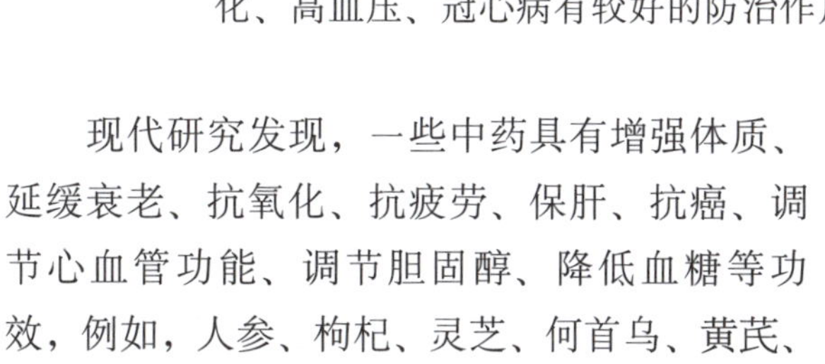

现代研究发现，一些中药具有增强体质、延缓衰老、抗氧化、抗疲劳、保肝、抗癌、调节心血管功能、调节胆固醇、降低血糖等功效，例如，人参、枸杞、灵芝、何首乌、黄芪、三七、刺五加、红景天、绞股蓝等。日常可以根据个人的体质需要煲粥调养身体。

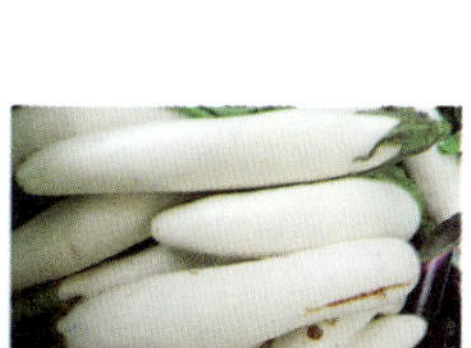

白萝卜

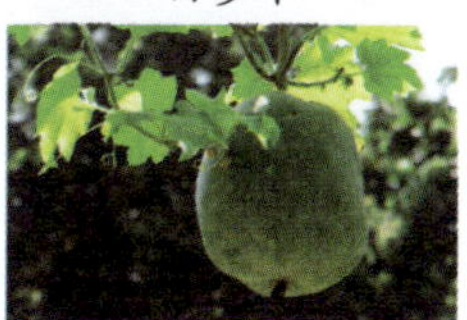

冬瓜

老年人还比较适合喝菜粥。不过，喝菜粥也应按个人体质而定。热性体质，应加一些偏凉的蔬菜或瓜果，如白萝卜、冬瓜、蘑菇、芹菜、莴笋、油菜、苹果等。相反，虚寒体质的人，则应加一些具有温补性质的蔬菜或瓜果，如生姜、葱白、芫荽（香菜）、干姜等。平和体质的人，可选一些平性食物，如卷心菜、豇豆、四季豆、芋艿、山药、松子仁、花生仁、毛豆、白扁豆、豌豆等。

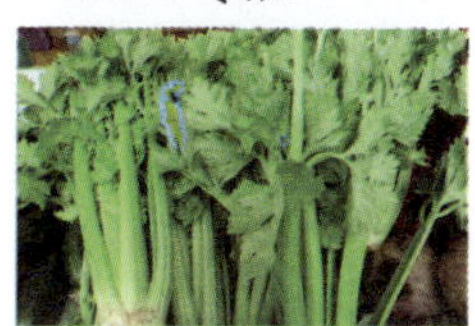

芹菜

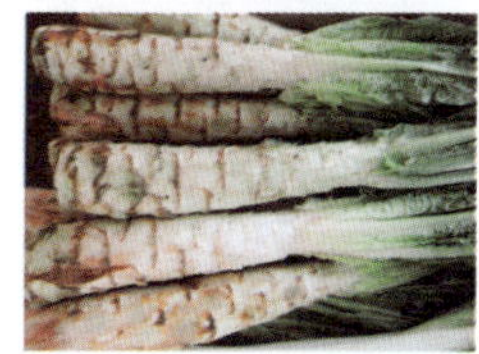

莴笋

专题

张锡纯的“无米药粥”

程冯秀嫦　党毅

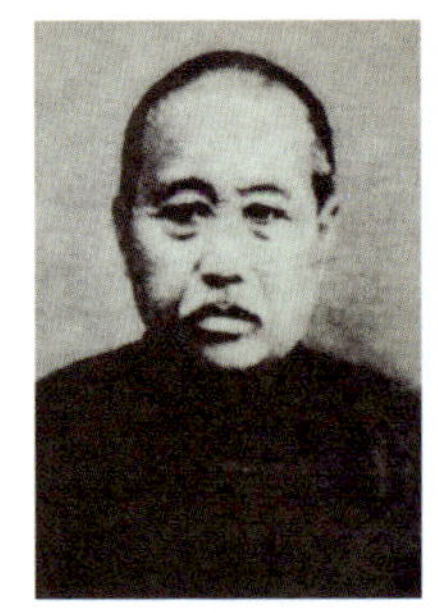
张锡纯

张锡纯，字寿甫，中国近代名医，生于1860年（清咸丰十年），卒于1933年（民国二十二年）。张锡纯先生历经清代与民国，体验西学东渐变化，他以中为本、以西为用，实行中西医学汇通，他以济世活人为毕生大愿，维护及发扬了中国传统医学。

张锡纯先生的《医学衷中参西录》一书，对现代中国医学发展有很大的影响。近年，国家中医药管理局直属的《中国中医药报》专门对约百位中国当代名老中医做大型调查，结果显示：张仲景与张锡纯被选为“最喜欢的中医药学家”；《伤寒杂病论》与《医学衷中参西录》被选为“最喜欢读的中医药著作”。[1]

---

* 注：本专题以河北省卫生工作者协会审订、张锡纯所著《医学衷中参西录》为主要参考数据，其他版本为辅。并以“张锡纯”“无米药粥”“无米粥”“药粥”“薯蓣”“山药”“中医健康管理”等词于互联网检索相关数据，并透过中国期刊网检索近50年公开发表于期刊、杂志的相关论文文献进行研究分析。

《医学衷中参西录》是目前中国重点研究的医学文献之一，张锡纯先生于书中把医案详细记录分析，除伤寒、温病、内、外、妇、儿各科外，还包含了中医养生、中药研究和剂型创新三方面论述，在众多剂型中，以选用生山药为基质的“无米粥剂”、被后世冠名为“无米药粥”者最具特色。“无米药粥”应用于现代中医治疗和保健有很大贡献，亦是本文探讨和论述的重点。

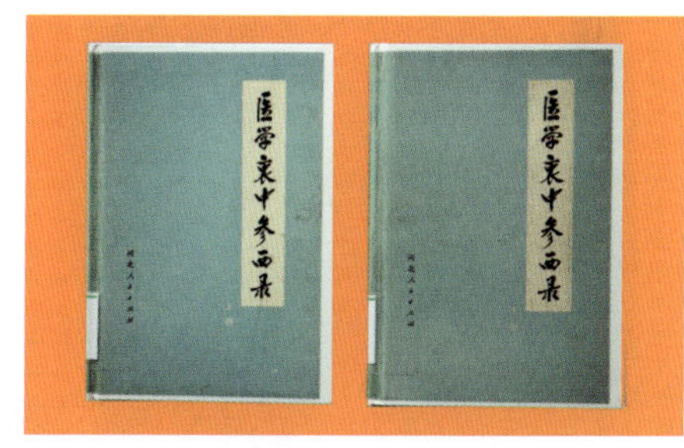

《医学衷中参西录》

张锡纯先生以师古而不泥于古的思维，从《金匮》“薯蓣丸”思考，变丸为饮、变饮为粥，创制多款以“薯蓣”为基质之“无米”“药粥”，后世冠名为“无米药粥”；临床用于药食两疗，又可日常调护；并详录于《医学衷中参西录》中，为后世医家和现代发展保健食品，留下了珍贵的指引。近年保健食品需求日增，已有不少以张锡纯“无米药粥”为构思的食品开发，多以原材料磨粉和加工速食粉等形态出现以应市场所需。药食两宜的“无米药粥”用于现代中医健康管理，有广阔的发展前景。

张锡纯“无米药粥”的由来

张锡纯先生在《医学衷中参西录》所记载的方剂，除数首来自经方外，其余都是先生亲自拟定的经验方，包括汤、膏、丹、丸、散、饼、粥等各种剂型。其中最大特色就是所拟的薯蓣粥、薯蓣鸡子黄粥、薯蓣半夏粥、薯蓣苯莒粥、珠玉二宝粥、三宝粥等一系列粥方，都以药食两用之“生山药”轧成细粉或搅成粗渣为基质煮成，是一类以“无米”或“不见米粒”的“无米药粥”。

而传统的“药粥”则以“米”，如“粳米”或“糯米”等为基质，配合药物煮成，是一类有“米”或见到“米粒”的“药粥”。两者虽然都以药物煎煮成粥，但基质和形态上就有所不同。“无米药粥”可以说是由“有米药粥”发展出来，它是糅合了“无米”“药”“粥”三种元素的“药粥”创新系列，临床上以原方或随证配伍或送服他药、食物等服用，功效备受后世推崇和肯定，冠名为“无米药粥”[2]。

张锡纯“无米药粥”的贡献

张锡纯先生“无米药粥”对中医药学的贡献，有以下三大特点。

汇通中西、山药作粥

张锡纯先生以“生山药”轧粉创制薯蓣粥，及后成为其各粥方的基质，过程大致分为四个阶段。

源于古方“薯蓣丸”

张锡纯先生在“一味薯蓣饮”说：“陈修园谓：山药为寻常服食之物，不能治大病，非也。若果不治大病，何以金匮治劳瘵有薯蓣丸。”[3] 说明了先生以“薯蓣丸”反思陈修园的说法，来确定山药为寻常服食之物，能治大病。

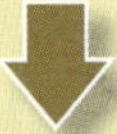

变丸为饮“一味薯蓣饮”

张锡纯先生从“薯蓣丸”变化为“薯蓣饮”的思路，详见于“一味薯蓣饮”：“山药之性，能滋阴又能利湿，能滑润又能收涩，是以能补肺补肾兼补脾胃。且其含蛋白质最多，在滋补药中诚为无上之品，特性甚和平，宜多服常服耳”[4]；又“西人谓食物中之蛋白质最能益人，山药之汁晶莹透彻，黏而且滑，纯是蛋白之质，故人服之大有补益。然必生煮服之，其蛋白之质始全。”[5] 融合了中、西医论来分析、综合山药的药性和功效，变丸为饮，创制“一味薯蓣饮”。

变饮为粥“薯蓣粥”

在“薯蓣粥”一节记载：“山药之功效，一味薯蓣饮……曾详言之。至治泄泻，必变饮为粥者、诚以山药汁本稠黏，若更以之作粥，则稠黏之力愈增，大有留恋肠胃之功也”[6]、“且又为寻常服食之物，以之作粥，少加砂糖调和，小儿必喜食之。”[7] 先生以山药作粥，除了使增加稠黏力，达留恋肠胃之功外，更顾及患者口味，少加砂糖以提高进食意欲。

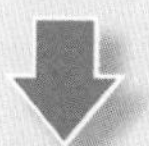

形成“无米药粥”系列

张锡纯先生以山药作粥，稠黏之力增，有留恋肠胃之功的基础上，进一步发挥山药的特性，以“薯蓣粥”为基本方随证配伍，衍化出“薯蓣鸡子黄粥”“薯蓣半夏粥”“薯蓣芣苜粥”“珠玉二宝粥”及“三宝粥”等“无米”“药”“粥”三种元素的粥方，形成系列。

综合以上四个阶段，概括了张锡纯先生“无米药粥”从传统医学到融汇西方医学，理解药性、切合治法、创新方剂、变化药味的思路历程。正如其言：“采其可信之法与可用之方”[8]、“非以古人之规矩准绳限我也……”[9]

方简效良、药食两宜

张锡纯先生临床运用“无米药粥”各方，可归纳为用于药疗及用于食疗两方面：

“无米药粥”用于药疗

张锡纯先生常以“薯蓣粥”治疗阴虚劳热，泄泻，喘嗽，小便不利及一切羸弱虚损之证，认为“山药性本收涩，故煮粥食之，其效更捷也。”[10] 以“山药鸡子黄粥”治疗泄泻久，肠滑不固者；认为鸡子黄，有固涩大肠之功，且较鸡子白易消化。[11] 以“薯蓣芣苢粥”治疗阴虚肾燥，小便不利、大便滑泻，虚劳有痰作嗽等证；认为“山药能固大便，而阴虚小便不利者服之，又能利小便；车前子能利小便，而性兼滋阴，可为补肾药之佐使，又能助山药以止大便，况二药皆汁浆稠黏，同作粥服之，大能留恋肠胃，是以效也”。[12] 以“薯蓣半夏粥”治疗胃气上逆，冲气上冲，以致呕吐不止，闻药气则吐益甚，诸药皆不能下咽者；认为“凡呕吐之人，饮汤则易吐，食粥则借其稠黏留滞之力，可以略存胃腑，以待药力之施行”。[13] 以“三宝粥”治痢久，脓血腥臭，肠中欲腐，兼下焦虚惫，气虚滑脱；认为薯蓣作粥大有留恋肠胃之功，有助加强三七末及鸭蛋子药效。[14] 以“珠玉二宝粥”治疗脾肺阴分亏损，饮食懒进，虚热劳嗽，及一切阴虚之证；认为“山药、薏米皆清补脾肺之药；然单用山药，久则失于黏腻；单用薏米，久则失于淡渗……”[15]

总之，可见先生以山药作粥，及针对药物的特性，患者体质、病症等，采用不同的配伍变化而处方，都表现着其独到见解和经验。

"无米药粥"药疗方

治阴虚劳热方

珠玉二宝粥

组成：生山药 50 克，生薏米 100 克，柿霜饼 40 克。

制法：先将山药、薏米捣成渣，煮至烂熟，再将柿饼切碎，调入溶化，随意服之。

功效：滋阴清热、补脾益肺。

适应证：脾肺阴分亏，饮食懒进，虚热劳嗽，并治一切阴虚之证。

注：柿霜饼是取成熟柿子，削去外皮，日晒夜露约1个月后，晾干，即成柿饼。其外面的白色粉霜，即柿霜，收集后做成饼状，晾干后即为柿霜饼。

治呕吐方

薯蓣半夏粥

组成：生山药 50 克（轧细），清半夏 50 克。

制法：先将半夏用微温之水淘洗数次，不使分毫有矾味，去渣调入山药末，再煎两三沸，其粥即成。和白砂糖食之。若上焦有热者，以柿霜代砂糖，凉者用粥送服干姜细末半钱许。

功效：益胃和冲、降逆止呕。

适应证：胃气上逆、冲气上冲，以致呕吐不止，闻药气则吐益甚，诸药皆不能下咽者。

治痢方

三宝粥

组成：生山药 50 克（轧细），三七 10 克（轧细），鸭蛋子 50 粒（去皮）。

制法：先用水四盅，调和山药末煮作粥，煮时，不住以箸搅之，50 克沸即熟，约得粥 1 大碗。即用其粥送服三七末、鸭蛋子。

功效：健脾涩肠，凉血止血。

适应证：痢久，脓血腥臭，肠中欲腐，下焦虚惫，气虚滑脱者。

治泄泻方

薯蓣粥

组成：生山药500克（轧细过箩）。每服用山药35～40克，或至50克。

制法：和凉水调入锅内，置炉上，不住以箸搅之，两三沸，即成粥服之。若小儿服，或少调以白糖亦可。

功效：补中益气，固肠止泻。

适应证：泄泻久，而肠滑不固者。

薯蓣鸡子黄粥

组成：生山药500克（轧细过箩），每服用山药35~40克，或至50克；熟鸡子黄3枚。

制法：和凉水调入锅内，置炉上，不住以箸搅之，两三沸，即成粥服之。若小儿服，或少调以白糖亦可。

功效：补中益气，固肠止泻。

适应证：泄泻久，而肠滑不固者。

薯蓣芣苢粥

组成：生山药 50 克（轧细），生车前子 20 克。

制法：同煮作稠粥服之。

功效：滋肾润燥，固精止泻。

适应证：阴虚肾燥，小便不利，大便滑泻，兼治虚劳有痰作嗽。

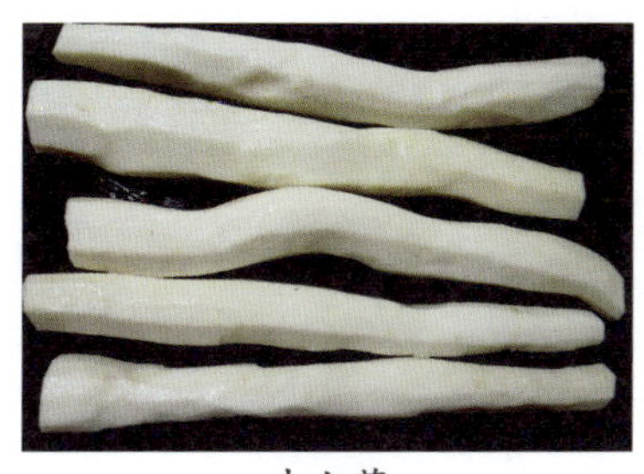

生山药

“无米药粥”用于药疗各方，皆以生山药轧为细末或搅成粗渣煮成药粥为基质；药味精简，最多不过三味；常单用或随证配伍他药煎煮或送服，或调入食材应用。治疗上涵盖上、中、下三焦病证；并善治肺、脾、肾三脏阴虚劳损，喘，嗽，小便不利，大便滑泻，胃失和降等急、慢性症。每方用药和药效，诚如先生在《医学衷中参西录 · 例言》说：“是以凡所用之药，皆深知其性味能力，于诸家本草之外，恒另有发明也。”[16]

“无米药粥”临床效验

随着张锡纯“无米药粥”被近代医家肯定，近年临床上相继以“薯蓣粥”“薯蓣鸡子黄粥”“薯蓣半夏粥”及“薯蓣芣苢粥”等为研究项目者有：

■ 青岛市第二人民医院，徐丽园，王素珍，周文丽；青岛市市北区中医院徐秀芳等，在1991～1993年，治疗婴幼儿腹泻110例[17]，治疗组：新生儿至2岁，以单味山药磨成细粉煮成稀粥，每日3次，每次5～20克。对照组：30例以口服乳酸菌素治疗，每日3次，每次0.3～0.6克。治疗结果：治疗组总有效率96.3%，对照组总有效率60.0%（$P<0.01$）具临床意义。

■ 河北省抚宁县中医院，郝向春、单秀华，重症呕吐患者30例[18]，其中病程最长1个月，最短半天。均重用山药，改汤为粥。治疗结果：服1剂止吐者21例，服2剂止吐者9例；有效率为100%。

■ 山东中医药大学，潘振亮，治疗年逾70的女性，泄泻10余年[19]，每日大便少则十余次，量少质稀；形体消瘦……舌淡苔白，脉细弱。考虑患者久病脾肾两虚，用薯蓣鸡子黄粥治疗。每日2次，代饮食。治疗结果：2日后病情好转，日后痊愈。

■ 重庆第八人民医院，刘心毅、王皋俊，用薯蓣鸡子黄粥加多酶片治疗慢性腹泻112门诊病例[20]，治疗组78例，5～67岁，病程4个月至11年。每日早上空腹1次服用薯蓣鸡子黄粥，加服多酶片2～3片，服用1个月。对照组34例，6～62岁，病程4个月至10年。每日服用参苓白术散1剂，服用1个月。治疗结果：有效率92.3%，对照组痊愈11例，有效率73.9%。疗效有显著差异（$P<0.01$）具临床意义。

■ 陈超于1982年6月至1986年6月期间运用“薯蓣半夏粥”治疗重症妊娠恶阻18例[21]，均为妊娠早期呕吐不止、闻药气则呕吐益甚。支持等治疗未见明显好转，治以薯蓣半夏粥，每日1剂，停用其他药物。治疗结果：18例均获治愈，疗效肯定。疗程最短1天，最长6天，平均3天。有效率为100%。

■ 江苏省淮阴市中西医结合研究所，宋明星，以加味薯蓣苤苢粥治疗小儿秋季腹泻门诊患儿118例[22]，年龄由小于6个月至3周岁；大部分都在秋末冬初发病。治疗组60例，治疗组：口服加味薯蓣苤苢粥，以生山药100克、生车前子20克、生鸡内金10克，熬烂成粥，随意服用。对照组：58例，双嘧达莫0.5克/次、叶酸5克/次，每日3次。治疗结果（天）：1. 好转，治疗组1.2±0.58，对照组1.8±0.60。2. 痊愈，治疗组3±0.48，对照组3.5±0.51（$P<0.01$）具有临床意义。

上述各项临床：分别选用了“山药粥”、“薯蓣鸡子黄粥”、

"薯蓣半夏粥"及"薯蓣芣苢粥"等"无米药粥"，或配用他药，或合用西药；与对照组比较，结果显示：病症包括婴幼儿腹泻、重症呕吐、久泻、慢性腹泻、妊娠恶阻、小儿秋季腹泻等；病例由新生儿至男女老年不等；治疗组有效率为92.3%～100%，高于对照组60%～73.5%（$P<0.01$）。说明：当年张锡纯先生以其粥方，或配用他药，或合用西药，治疗男女老幼缓、急泄泻，重症呕吐及妊娠恶阻等症与现代临床研究结果吻合，具有非常重要的临床意义。

"无米药粥"用于食疗

张锡纯先生非常重视"病后调护"以提高康复成效。常于患者停服汤药后，按个别需要，采用"无米药粥"原方服用，或将之拟成"茶汤"，或随证调入糖、鲜梨汁、荸荠汁等食材，或送服药末等，在日常生活中"当点心服用"以调理及改善体质。尤其在《医学衷中参西录·第六期》各门病案中，就有不少详细记载。[23] 现从其中分析"无米药粥"用于食疗的适应证及配伍。

"无米药粥"食疗方

张锡纯"无米药粥"用于食疗的病例共24例，其中虚劳喘嗽门6例，血病门2例，脑充血门2例，肢体疼痛门3例，肿胀门1例，黄疸门1例，痢疾门2例，温病5例，霍乱门1例，妇女科1例。病例性别男女皆有，年龄由4～66岁不等。常用的食疗方有"薯蓣粥"、"薯蓣茶汤"及"珠玉二宝粥"三种，适合男女老幼，当点心服。

薯蓣粥

随证配伍规律：

■ 虚劳兼劳碌过度：加糖、送服鸡内金。

"无米药粥"用于食疗的适应证比较

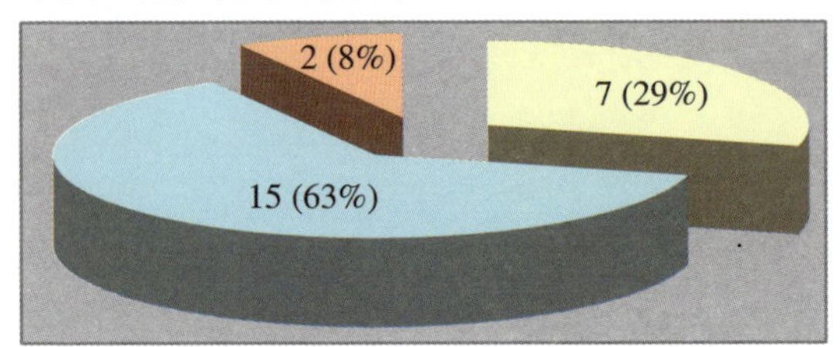

■ 肺痨咳嗽由于伏气化热所伤证：原方。

■ 大便下血、噤口痢、温病兼吐泻腿抽：加糖。

■ 阴虚水肿：调鲜梨汁。

■ 温热泄泻：加糖、送服白布圣。

薯蓣茶汤

随证配伍规律：

■ 劳热咳嗽、肺痨喘嗽遗传性证、温病兼下痢、温热腹痛兼下痢：调鲜梨汁。

■ 肺病咳吐痰血：送服离中丹。

■ 咳血兼吐血、脑充血头痛：加糖、送服生赭石。

■ 脑充血兼偏枯、肋下疼痛兼胃口疼：加糖、送服鸡内金。

■ 肋疼、痢疾转肠溃疡、霍乱暴脱证：加糖。

■ 腿痛：送服青娥丸。

■ 温病结胸：送服白布圣。

■ 处女经闭：加糖、送服水蛭末。

珠玉二宝粥

随证配伍规律：

■ 肺痨喘嗽兼不寐证：原方。

■ 黄疸兼外感：调鲜梨汁及鲜荸荠汁。

“无米药粥”现代食疗方

当患者病初愈或将愈时，张锡纯先生经常嘱其“以山药细末为粥”，“善其后”或“当点心服用”；说明了以“山药”这“既是食物又是药物”为基础、煮制而成的“无米药粥”，可作日常食疗调护外，亦带出了病后调护的重要性。这构思，一直广泛为医家及民间效法和沿用，从而化裁出不同组合的食疗方剂，给普罗大众作日常保健之用。例如，莱菔鸡金粥[24]，黄芪山药莲子粥[25]，山药芡实粥[26]，五味山药粥等[27]。以上四方，都沿用了张锡纯“无米药粥”的模式和思路，以山药粥为基础进行配伍化裁而成的食疗方剂；功效：健脾和胃，滋肾益肺；分别适用于日常调护脾虚泄泻、饮食不化、肺肾亏虚、喘、嗽、口干、消渴等证。

莱菔鸡内金粥

组成：莱菔 9 克，鸡内金 6 克，淮山药粉 50 克。

功效：顺气消滞、健脾止泻。

适应证：饮食不化、脾虚泄泻。

黄芪山药莲子粥

组成：黄芪 100 克，山药 100 克，莲子肉（去心）100 克。

功效：健脾益胃止泻。

适应证：脾胃虚弱、新久泄泻。

山药芡实粥

组成：山药粉 30 克，芡实粉 30 克。

功效：健脾补肾。

适应证：脾肾不足、气虚喘咳。

五味山药粥

组成：五味子 15 克，山药 20 克，清水 700 克。

功效：益气生津、补肾养生。

适应证：肺肾阴亏、口干消渴。

承先启后　创新思维

张锡纯先生“师于古而不泥于古”，敢于中西汇通、变化方剂。先生除以最简单之药味和食物，为患者进行治疗和病后调护外，还将过程及效果详细记录，提示用药治疗时，必须顾及患者的进展及愈后情况，强调既病防变、病愈调护的健康管理方案的重要性。先生承先启后的精神，为后世医家的创新思维，及发展现代中医健康管理和保健食疗产品，都留下了珍贵的指引，成为学习的典范，为启迪后世做出了很大的贡献。

“无米药粥”与健康管理

张锡纯先生临床常辨证施护，嘱患者病愈停药后以“无米药粥”当点心服，预防复病外，还包含着《内经》“谨守病机”、“察其阴阳所在而调之，以平为期”[28] 的养生保健特点，启动了中医“未病先防，既病防变，复后防发”和西医“三级预防”的健康管理机制。

2011 年立冬，香港医管局推出了“中医养生保健计划”，为提升全港市民重视健康管理，踏出了第一步。中医健康管理是以食疗为主，若计划能将“无米药粥”纳入方案，针对慢性泄泻、喘证、糖尿病、经闭等目标人群，进行临床应用、观察疗效，一旦成效，便可惠及全港市民，甚至推广全球。依目前所见，市民普遍对计划认识不足，建议加强普及教育宣传，早日将“无米药粥”纳入、实行、研究。

总而言之，张锡纯先生经历了清末与民国两个不同时代，正值西学东渐，凭阅读当时仅有的翻译书籍认识西方医学以汇通传统医学。以“山药”为基质、创制方简效良、药食两宜的“无米药粥”系列，为中医健康管理开启了先河。以师古而不泥古的宗旨，留下了珍贵的经验《医学衷中参西录》，启发后世创出“无米药粥”新方及新一代的“速食无米药粥”等保健食品。张锡纯先生的“无米药粥”，对中医治疗、养生、保健和健康管理有很大的贡献和影响，必将对维护大众的健康发挥重要作用。

鲜山药的生物研究

2005年，江南大学孙锋进行“鲜山药的生物研究”[29]，结果显示，山药黏液质含多种人体必需氨基酸、具有抗氧化作用，是山药的主要组成及活性成分。每100克山药可食部分，基本营养为：水分84.8克，蛋白质1.9克，碳水化合物11.9克，及余1.4克为其他组成。结果显示，与张锡纯先生所说“山药之汁晶莹透彻，黏而且滑，纯是蛋白之质，故人服之大有补益”[30]论点相符。

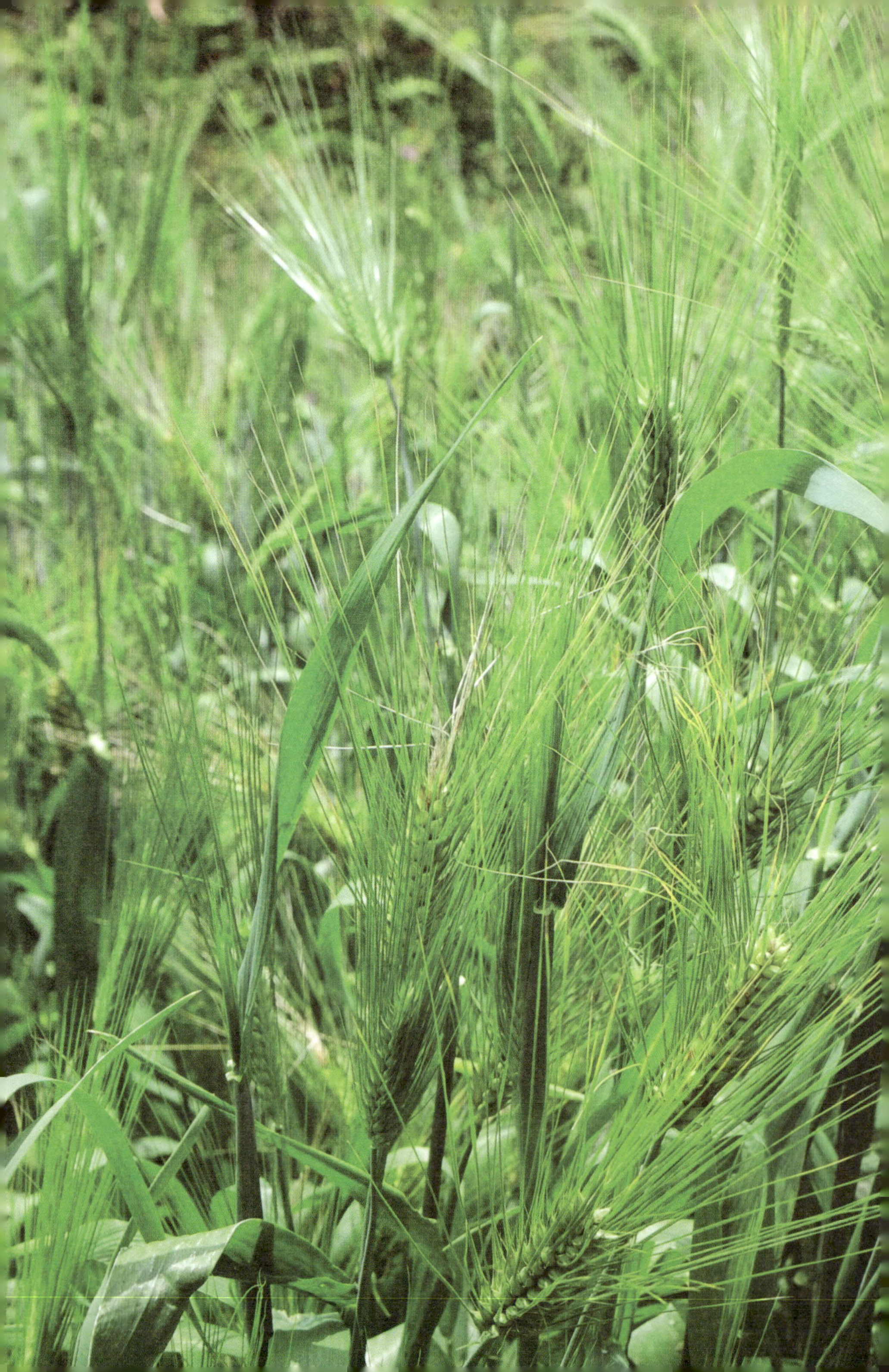

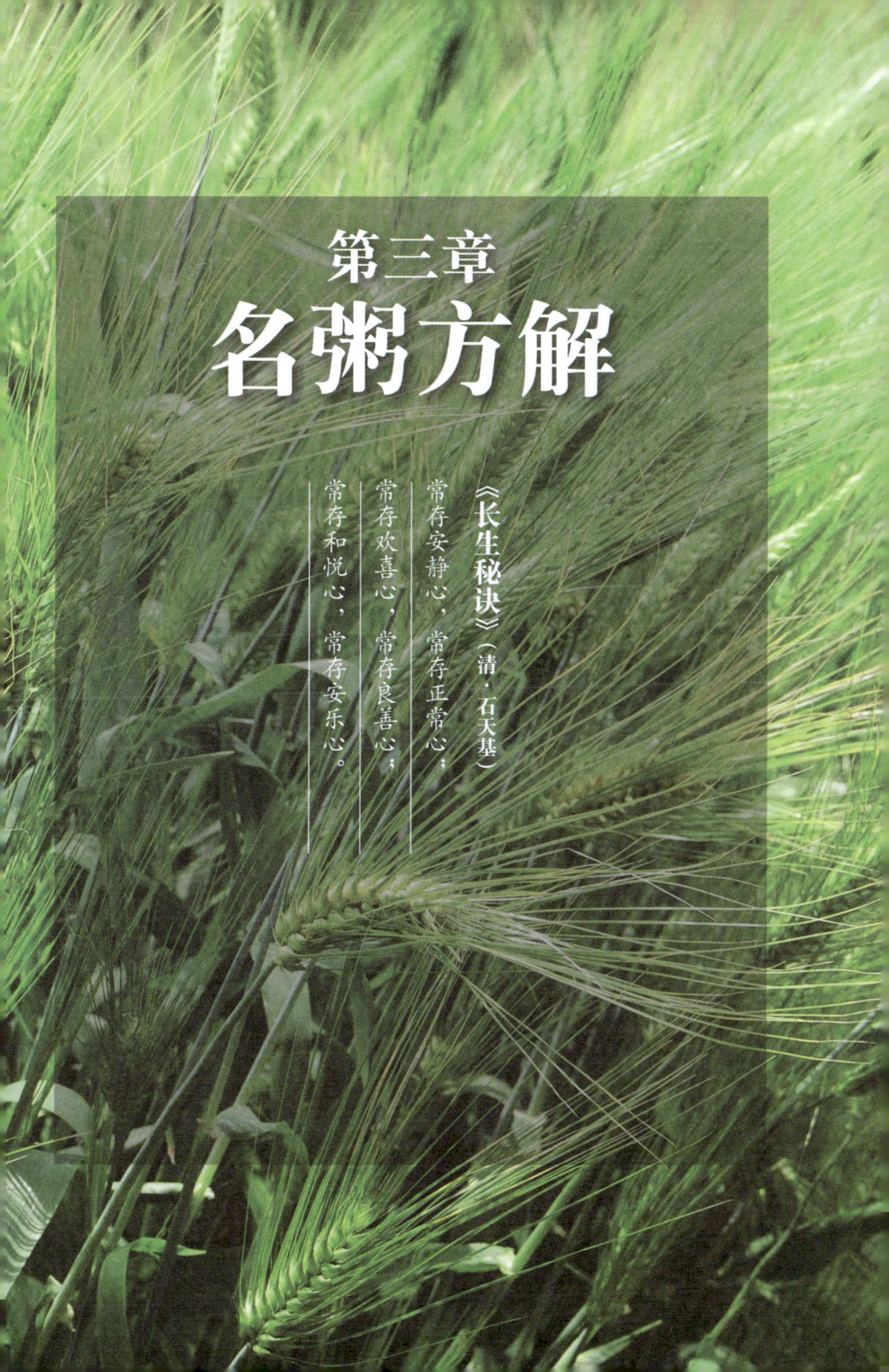

第三章 名粥方解

《长生秘诀》（清·石天基）

常存安静心，常存正常心；

常存欢喜心，常存良善心；

常存和悦心，常存安乐心。

补益肝肾类

黑芝麻粥：补益肝肾　滋养五脏

出　处　《本草纲目》

配　方　黑芝麻 25 克，粳米 50 克。

制　法　黑芝麻炒后研细末备用。粳米淘洗干净备用。黑芝麻与粳米放入锅内，加清水，大火烧沸后，再改用小火煮至粥成。

功　效　补益肝肾，滋养五脏。

适应证　肝肾不足，虚风眩晕，肠燥便秘，病后虚羸，干咳无痰，须发早白，产后乳少。

方　解　方中以黑芝麻为主，补益肝肾，滋养五脏。以粳米为辅佐，养脾胃，益虚损，以助滋补功效。本方重在滋补，尤宜于阴精不足，血虚津亏及老年体衰者。加蜂蜜调食，则滋补润燥之力更强。

宜　忌　本品滋补之力较强，故痰湿内盛及大便溏泻者不宜。

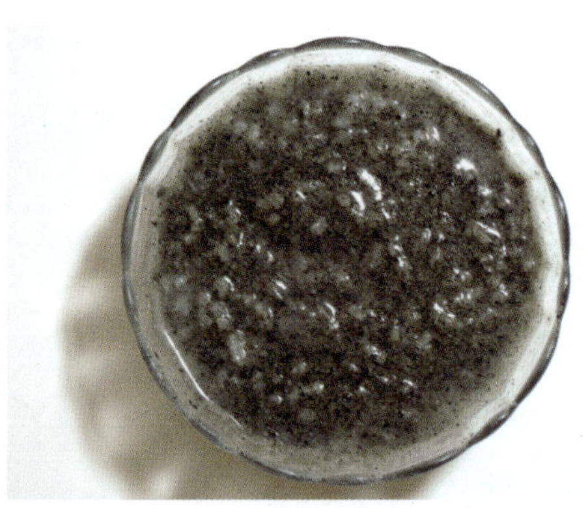

黑芝麻粥

黄精粥：补虚损　益气阴

出　处　《调疾饮食辩》

配　方　黄精 50 克，粳米 100 克，冰糖适量。

制　法　黄精清水浸泡后捞出，切碎备用。粳米淘洗干净备用。黄精与粳米放入锅内，加清水，大火烧沸后改用小火煮至粥成，熟时加冰糖适量调服。

功　效　填精益脏，补虚损，益气阴。

适应证　肺结核，诸虚百损，为治疗虚弱劳损常用方。

方　解　方中以黄精为主，补虚损，填精髓，益气阴；以粳米为辅佐，补气养血以增强黄精补虚之力。本方滋补之力较强，虚弱劳损以阴虚精亏为主者尤为适宜。加冰糖调食，可增强其滋补润肺功效，适宜于肺痨咳嗽、咯血。

宜　忌　本品性质滋腻，易助湿生痰，故脾虚湿困，痰湿咳嗽以及中寒便溏者不宜。

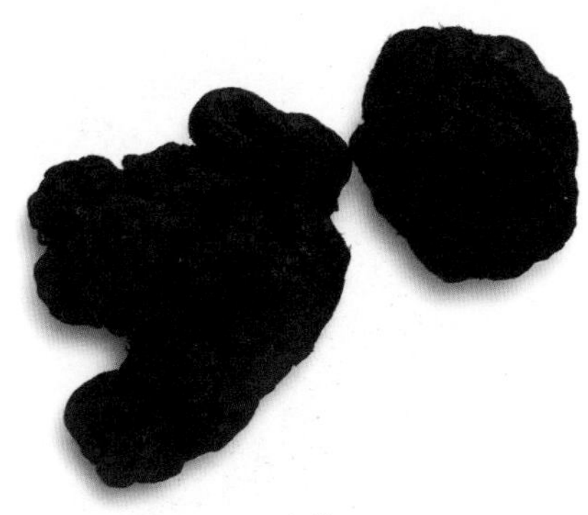

黄精

枸杞粥：滋补肝肾　润肺明目

出　处　《太平圣惠方》

配　方　枸杞子 30 克，粳米 60 克。

制　法　先将淘洗干净的粳米煮成半熟，然后加入枸杞子，煮熟即可食用。

功　效　滋补肝肾，润肺明目。

适应证　肝肾亏损，头晕目涩，耳鸣遗精，腰膝酸软，虚劳咳嗽。

方　解　方中以枸杞子为主，滋补肝肾、润肺明目；以粳米为辅佐，补气养血以增强枸杞子滋补之力。枸杞子味甘，性平，很适合用于糜粥保健。

宜　忌　肝炎患者服用枸杞粥，则有保肝护肝、促使肝细胞再生的良效。

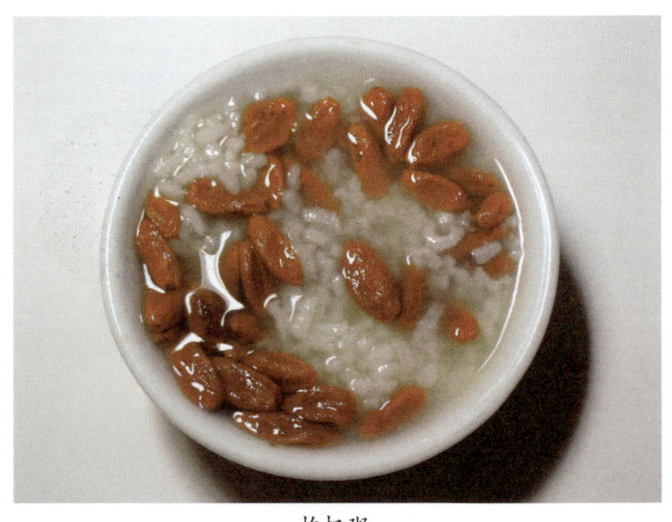

枸杞粥

山萸肉粥：补益肝肾　涩精止汗

出　处　《粥谱》

配　方　山萸肉 20 克，粳米 100 克，白糖 / 蜂蜜适量。

制　法　将山萸肉洗净，去核，与淘洗干净的粳米同入砂锅煮粥，熟时加白糖 / 蜂蜜适量调服。每日 2 次，温服。5 天为 1 疗程，病愈后仍可连续服食，以巩固疗效。

功　效　补益肝肾，涩精止汗。

适应证　肝肾不足，眩晕耳鸣，腰膝酸痛、遗精、尿频、虚汗不止等症。

方　解　方中以味酸、涩，性微温，归肝、肾经的山萸肉为主。以粳米为辅佐，补气养血以增强山萸肉滋补之力。合用为粥，共成补益肝肾、涩精止汗之效。

宜　忌　发热或小便淋痛者忌食。

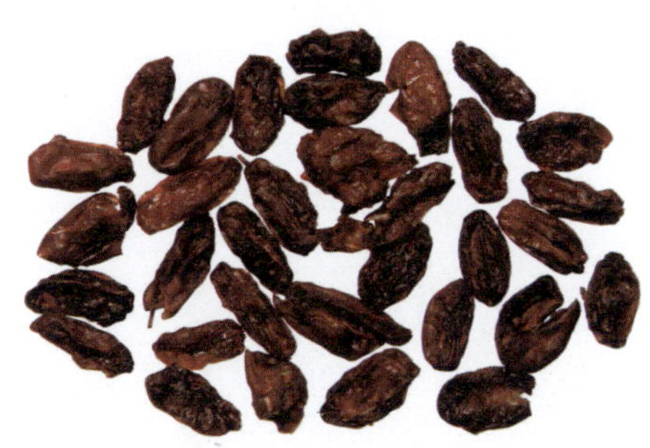

山萸肉

补肾固精类

核桃仁粥：补肾固精　温肺定喘

出　处　《海上集验方》

配　方　核桃仁 50 克，粳米 100 克。

制　法　核桃仁切成米粒大小备用。粳米淘洗干净备用。粳米放入锅内，加清水，大火烧沸后，再改用小火煮至粥成，然后加入核桃仁，候 2 ～ 3 沸即可。

功　效　补肾固精，温肺定喘。

适应证　肾虚腰痛，小便频数，虚寒咳喘，石淋。

方　解　方中以核桃仁为主，补肾固精，温肺定喘，以粳米为辅佐，温补下元，合用而为补肾温肺之方。本品偏于温补，尤宜于虚寒病证，又能补肾健脑，还可用于神经衰弱。加冰糖调食，可增强润肺止咳功效，适宜于肺虚久咳。

宜　忌　本品偏于温补，故阴虚火旺及痰热咳嗽者不宜。

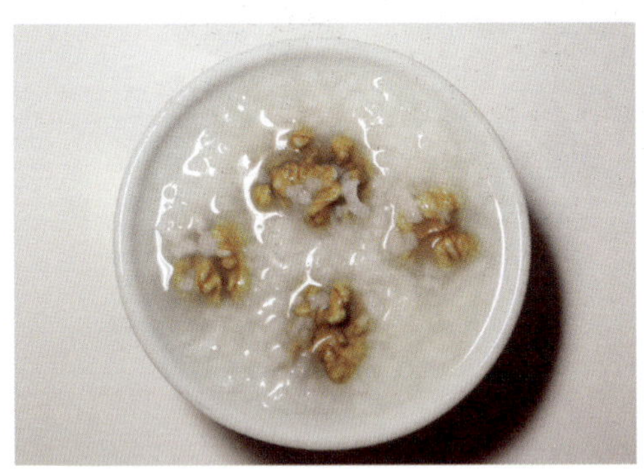

核桃仁粥

薯蓣粉粥：健脾止泻　补肾固精

出　处　《调疾饮食辩》

配　方　薯蓣粉100g。

制　法　薯蓣粉和清水适量调入锅内，大火加热，并不断以筷子搅拌，至2～3沸即成。若小儿食用，亦可少调以白糖进食。

功　效　健脾止泻，补肾固精。

适应证　脾虚久泻，肾虚遗精，以及虚损羸弱。

方　解　薯蓣即山药，能补脾养胃，生津益肺，补肾涩精。适用于脾虚食少，久泻不止，肺虚喘咳，肾虚遗精，带下，尿频，虚热消渴。薯蓣粉益气健脾，补肾固精，可止久泻。常用于阴虚劳热，或喘或嗽，或大便滑泻，小便不利，一切羸弱虚损之证，为补益涩肠固精常用方。本品单用薯蓣一味，且用粉煮粥，意在增强其固涩之力。若泄泻日久，肠滑不固者，《医学衷中参西录》以本品加鸡子黄煮粥食，名“薯蓣鸡子黄粥”，以增强其固涩大肠之力。

宜　忌　本品重在补益固涩。气滞、便难及湿热实邪者不宜食用。

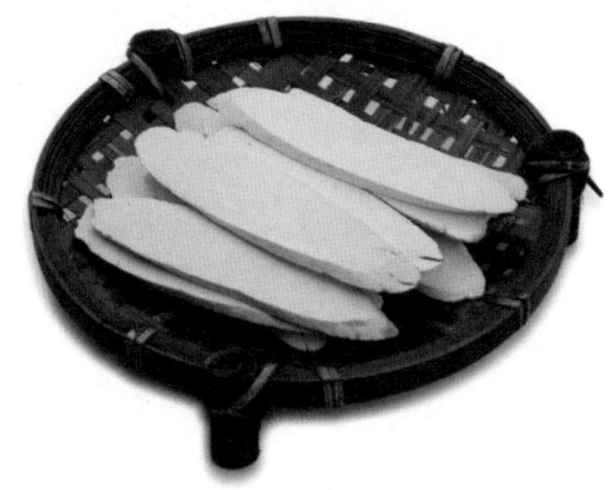

山药

芡实粥：补肾益精　增力明目

出　处　《饮膳正要》

配　方　粳米 30 克，芡实 15 克。

制　法　将芡实加水适量，煎至软烂时，再放入淘净的粳米适量，继续熬成粥。每日分顿食之，连食数日。

功　效　补肾益精，强志增力，明目聪耳。

适应证　肾虚气弱，遗精头晕，耳目不聪，小便不利，尿液混浊以及脾虚便溏等症。也适宜于妇女脾虚白带频多、老年尿频、儿童遗尿者食用。

方　解　芡实既能扶脾气，祛湿邪以止泻痢，又能益精以固下元。故凡脾虚不运，久泻不止，及下元虚损所致的梦遗滑精、白浊带下等症均为适用。

宜　忌　芡实性涩滞气，1 次忌食过多。大便干结或腹胀者忌食。

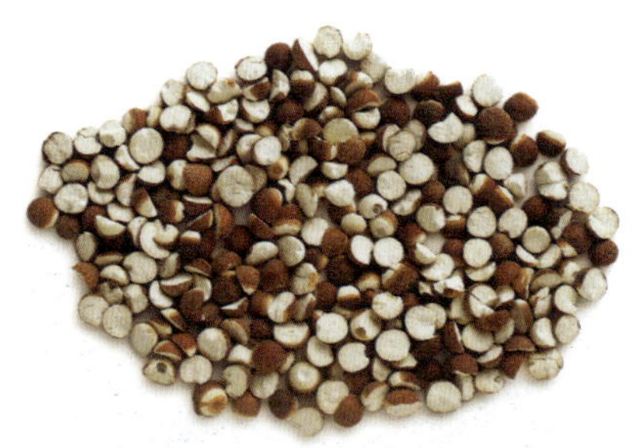

芡实

刀豆猪腰粥：益肾补元　温中散寒

出　处　《中国食疗药粥谱集锦》

配　方　刀豆 20 克，猪腰 100 克，粳米 50 克，食盐、香油、葱、姜末各适量。

制　法　将刀豆用水泡发，猪腰片成 2 片，去臊腺，洗净，切成小方丁；粳米淘净；刀豆与粳米一起入锅，加水适量，大火烧沸，再改用小火慢慢熬煮，至豆烂粥稠时，将猪腰丁放入，再煮片刻，调入食盐、葱、姜末各适量即成。食时再加香油适量。每次 1 碗，每日 2 次，当早餐、晚餐及午后点心食用。

功　效　益肾补元，温中散寒，下气止呃。

适应证　肾虚腰痛，呕吐呃逆，喘息咳嗽。

方　解　刀豆味甘，性温，归肺、脾、肾经，具有温中下气、益肾补元、利肠胃、止呕吐等功效，适用于脾肾虚寒所致的呃逆、呕吐、腹胀、腰痛、溃疡等症。根据中医以脏补脏的理论，猪腰具有补肾壮腰、补虚劳等功效。以粳米为辅佐，补脾益气。合用共成益肾补元、温中散寒、下气止呃之方。

宜　忌　胃热盛者慎服。

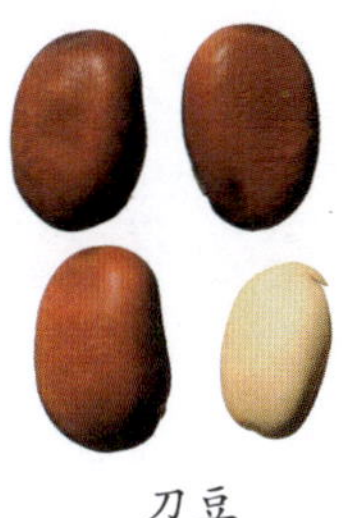
刀豆

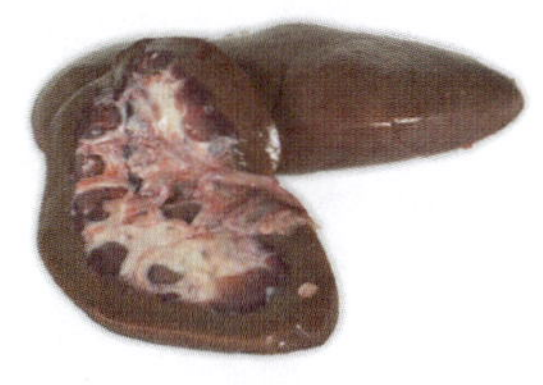
猪腰

健脾益气类

莲子粥：补气益精　健脾止泻

出　处　《调疾饮食辩》

配　方　莲子 50 克，粳米 100 克，冰糖适量。

制　法　将莲子、粳米淘洗干净，共同放入锅中，加水适量，置大火上煮，水沸后，改小火继续煮至米开花时，加入冰糖稍炖即成（亦可用莲子粉代，成莲子粉粥）。

功　效　补气益精，健脾止泻，养心安神。

适应证　脾虚久泻久痢，肾虚遗精，心悸失眠，健忘多梦等。

方　解　方中以莲子为主，补脾涩肠，益肾固精；以粳米为辅佐，补脾止泻以增强莲子功效。本品收敛固摄之力较强，应用以虚证泻痢及遗精为宜。莲子并能养心安神，故还可用于心神不宁，夜寐多梦。

宜　忌　本品重在收敛，气滞中满及大便涩滞者不宜食用。

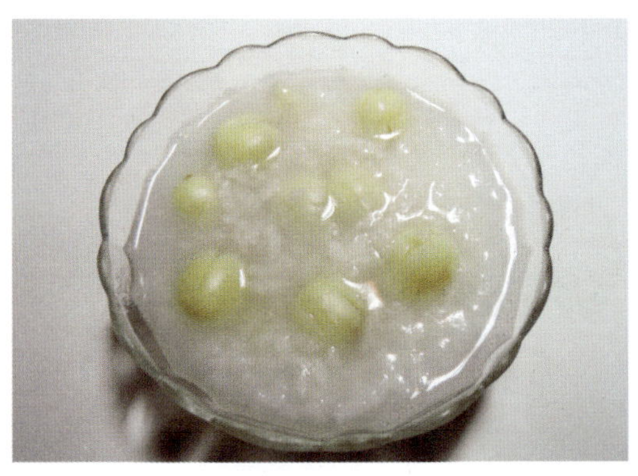

莲子粥

豇豆粥：健脾和胃　补肾止带

出　处　《清·驾行热河哨鹿节次照常膳底档》

配　方　豇豆 500 克，白糖 250 克，各种咸小菜适量。

制　法　将豇豆洗净，去掉杂质。锅内加水，置大火上，取豇豆入锅烧沸，再用小火熬 1 小时左右。待豇豆熬烂将豆皮挑除，再继续熬黏即可。甜咸由食者自选。

功　效　健脾和胃，益气消食，补肾止带。

适应证　脾胃虚弱，食少脘胀，呕逆嗳气，食积，泄泻，消渴，以及肾虚梦遗滑精、白带、小便频数、痔血、疔疮等症。

方　解　豇豆味甘，性平，归脾、肾经，具有健脾和胃、益气消食、补肾止带等功效。

宜　忌　气滞便结者忌食。

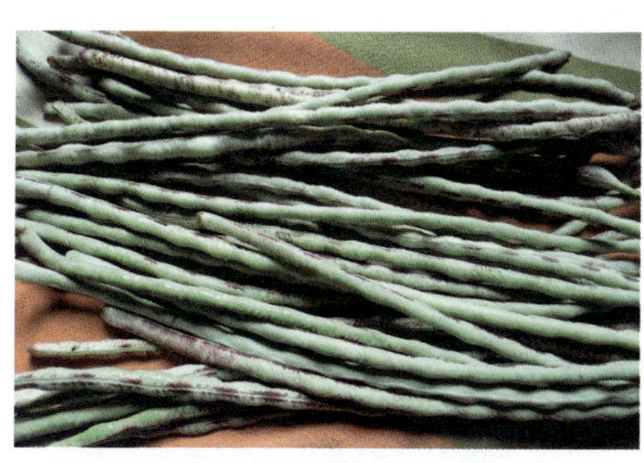

豇豆

大枣粥：补气健脾　养心安神

出　处　《老年人饮食指南》

配　方　大枣 15 枚，粳米 100 克。

制　法　将大枣用清水泡软，去核，同淘洗干净的粳米共入锅中，加水适量，熬煮成粥。每日早晚各 1 次，每次 1 碗，温服。也可加入白糖适量服食。

功　效　补气健脾，养心安神。

适应证　胃虚食少，脾虚便溏，气血不足，倦怠乏力，羸瘦衰弱，心悸失眠，盗汗，妇女脏燥症。临床用于贫血，血小板减少，过敏性紫癜，慢性肝炎，营养不良，以及病后、产后身体虚弱等。

方　解　大枣具有补中益气、养血安神等功效，适用于脾虚食少、乏力便溏、妇人脏燥等病症。粳米具有补中益气、健脾和胃、除烦渴、止泻痢等功效。合用共成补气健脾、养心安神之方。

宜　忌　大枣味甘，性温。少食健脾，多食则碍脾。

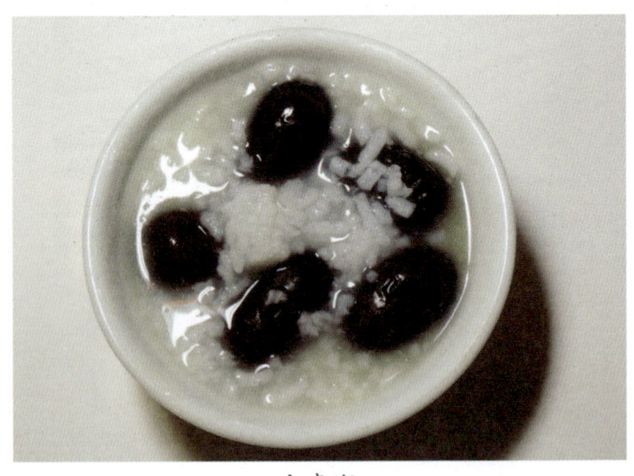

大枣粥

补肝养血类

牛乳粥：补阴血　益虚损

出　处　《调疾饮食辩》

配　方　牛乳 250 克，粳米 100 克，白糖适量。

制　法　粳米淘洗干净，放入锅中，加清水，煮至半熟时，再加牛乳，续煮至粥成，调以白糖进食。

功　效　滋润补益，大补阴血。

适应证　虚弱劳损，形体羸瘦，老人甚宜。

方　解　日久失于调摄，或久病失于调治，脏腑亏损，阴血亏虚，则见虚损。方中以牛乳为主，能补阴血，益虚损；以粳米为辅佐，补脾以助牛乳之力，合用而成大补阴血之方。

宜　忌　脾胃虚寒、泄泻及痰湿水饮者不宜。

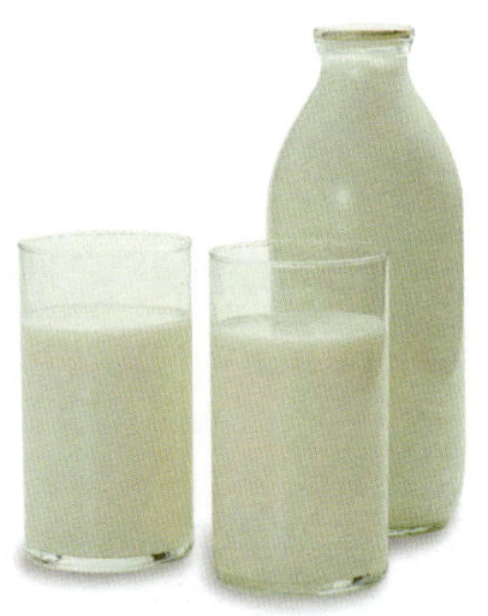

牛乳

乌鸡肝粥：补肝明目　益气养血

出　处	《寿亲养老新书》
配　方	鸡肝1具，粳米100克，豆豉、食盐各适量。
制　法	鸡肝冲洗干净，切碎备用。粳米淘洗干净，放入锅中，加清水、豆豉，煮至粥将成时，加鸡肝、食盐、再煮至粥成。
功　效	补肝明目。
适应证	肝虚目暗，多年冷泪，瞳仁散大，畏光怕日等症。
方　解	肝虚两目失养，则见目暗。方中以鸡肝为主，补肝明目，以肝治肝，以粳米、豆豉为辅佐，粳米补益气血，豆豉清利头目。诸料合用，共成补肝明目之方。本品与羊肝粥、猪肝粥均用于补肝，但以羊肝为最，鸡肝次之，猪肝更次之。
宜　忌	本品用鸡肝，以乌雄鸡者为佳，故原方名“乌鸡肝粥”。

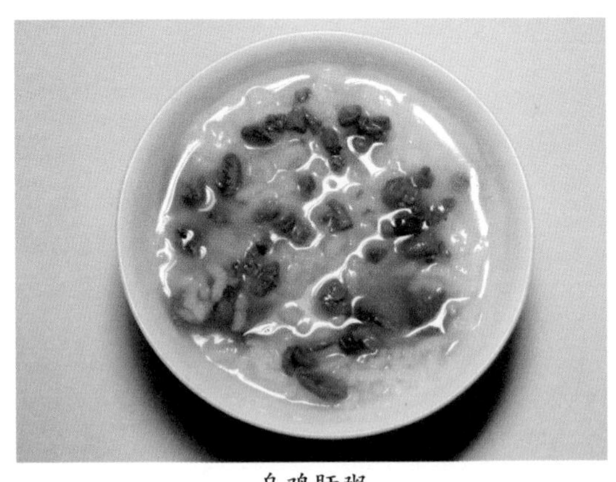

乌鸡肝粥

猪肝绿豆粥：补肝养血　利水消肿

出　处　《本草纲目》

配　方　猪肝 100 克，绿豆 50 克，粳米 100 克。

制　法　猪肝冲洗干净，切碎或切片备用。绿豆淘洗干净，用清水浸泡过夜备用。粳米洗净，放入锅中，加清水、绿豆，煮至粥将成时，再加猪肝，候 2 ～ 3 沸即成。

功　效　补肝养血，利水消肿，清热明目。

适应证　营养不良性水肿，小便不利，以及面色萎黄、视力减退、视物模糊者。

方　解　方中以猪肝和绿豆为主，猪肝补肝养血，绿豆利水消肿；以粳米为辅佐，补脾利水，以增强补虚消肿之力。

宜　忌　本品补中有泻，为补虚利水的代表方。

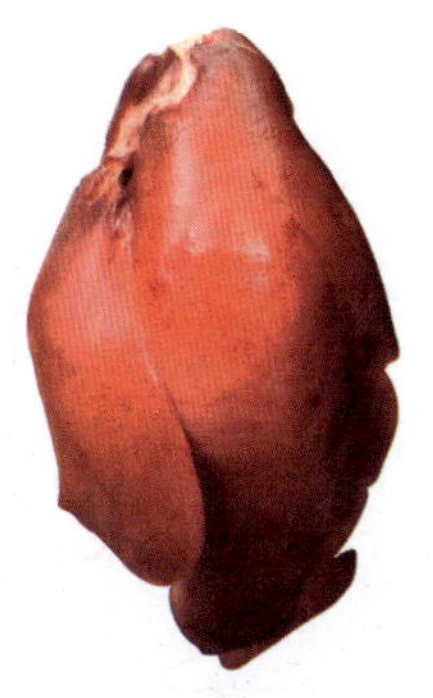

猪肝

五仁粥：补益气血　润肠通便

出　处　《常见病的饮食疗法》

配　方　芝麻、松子仁、核桃仁、桃仁（去皮尖，炒）、甜杏仁各10克，粳米200克。

制　法　五仁混合碾碎，入粳米，共煮稀粥，加白糖适量。

用　法　每日早晚服用。

功　效　补益气血，润肠通便。

适应证　中老年气血亏虚引起的习惯性便秘。

方　解　芝麻滋养肝肾，润燥滑肠；松子仁养液益肺，润燥滑肠；核桃仁补肾固精，温肺定喘，润肠；桃仁活血祛瘀，润肠通便；甜杏仁润肺止咳平喘，润肠通便。辅以粳米，补脾以助五仁之力，合用而成补益气血、润肠通便之方。

宜　忌　妇女产后血虚便秘，可去桃仁。

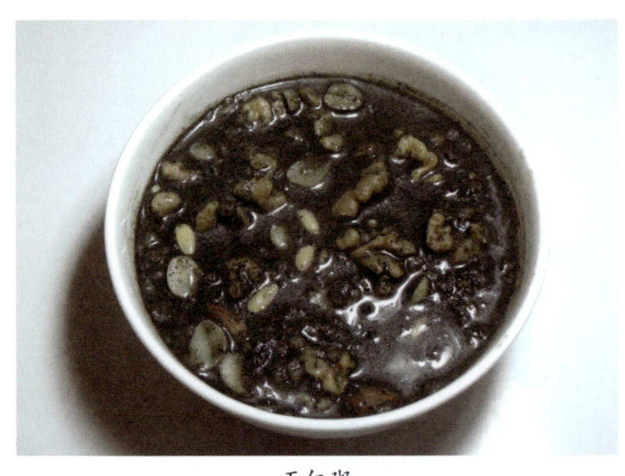

五仁粥

养阴清热类

枸杞叶粥：补虚劳　清内热

出　处	《太平圣惠方》
配　方	鲜枸杞叶250克，粳米100克，豆豉汁、葱白、食盐各适量。
制　法	枸杞叶摘洗干净，切碎备用。粳米洗净，放入锅中，加清水、枸杞叶、葱白、食盐，大火烧沸后，再改用小火煮至粥成。
功　效	补虚劳，清内热。
适应证	本品补而能清，适用于虚劳发热，亦可用于热病后调治。
方　解	本品原名“枸杞粥”，用于五劳七伤，房事衰弱，为治疗虚劳方。方中以枸杞叶为主，补虚劳，清内热；以粳米、豉汁为辅佐。粳米补养肠胃，豆豉清热除烦。
宜　忌	《圣济总录》以本品加羊肾，名枸杞羊肾粥，则补肾之力增强，用于“阳气衰，腰脚疼痛，五劳七伤”。

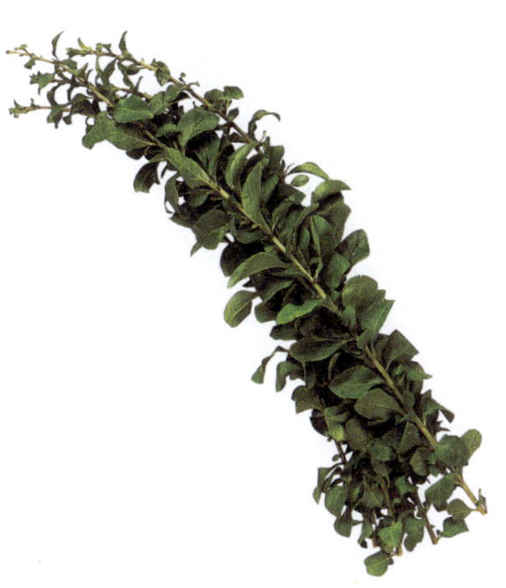

枸杞叶

葛根粥：清热生津　止渴止呕

出　处　《食医心鉴》

配　方　粳米 50 克，葛根 30 克，食盐适量。

制　法　将葛根水煎取汁，去滓，备用；粳米洗净，加清水适量，与葛根汁熬成粥，食盐调味。

功　效　清热生津，止渴止呕。

适应证　外感发热头痛，项背强痛，口渴消渴，麻疹不透，热痢，泄泻，眩晕头痛，以及小儿感冒发热、呕吐、惊悸、夜啼等症。

方　解　葛根味甘、辛，性凉，归脾、胃、肺经，有轻扬升散、解肌退热、透发斑疹等功效，又能鼓舞胃气上行，生津止渴。

宜　忌　葛根煨熟用，能使清阳之气上升而治脾胃虚弱的泄泻。

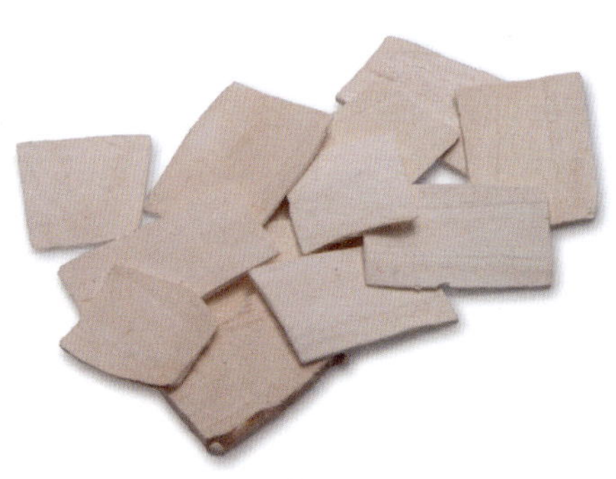

葛根

生地黄粥：养阴清热　凉血止血

出　处　《饮膳正要》

配　方　生地黄 150 克，粳米 50 克，冰糖适量。

制　法　将生地黄洗净捣烂，用纱布挤汁备用。将粳米淘洗干净，与冰糖一同放入锅内，加 500 毫升水，煮成稠粥后，冲入生地黄汁，改小火，再煮一沸即成。

功　效　凉血除蒸，清肺降火。

适应证　烦躁口渴，舌红口干，虚劳骨蒸，血热所致的吐血、衄血、崩漏及津亏便秘等症。

方　解　生地黄味甘，性寒，归心、肝、肾经，具有凉血除蒸、清肺降火等功效。以粳米为辅佐，补益扶正，以助生地黄清热凉血之效。

宜　忌　因生地黄粥属清热凉血粥，不宜长期食用。凡脾胃虚寒、便溏及阳虚者忌食。

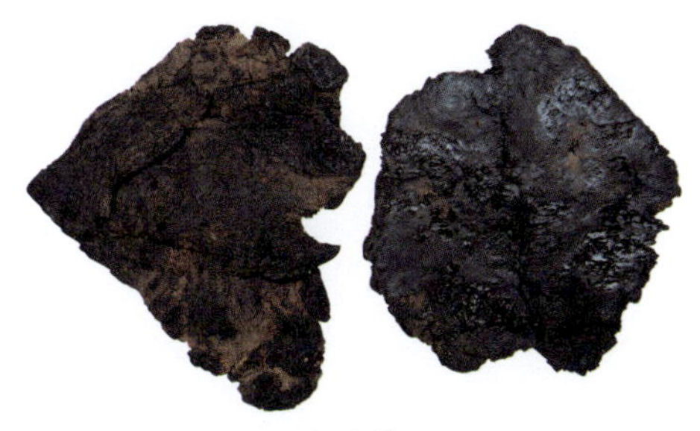

生地黄

麦门冬粥：养阴清热　和胃润燥

出　处　《遵生八笺》

配　方　生麦门冬汁 100 毫升，生地黄汁 200 毫升，生姜汁 5 ～ 10 毫升，薏苡仁 100 克，粳米 200 克。

制　法　将粳米、薏苡仁加水适量煮熟后，下生麦门冬汁、生地黄汁、生姜汁，煮成稀粥。

功　效　养阴清热，和胃润燥。

适应证　阴虚痨嗽，反胃呕逆，肺燥干咳，喉痹咽痛，津伤口渴，内热消渴，心烦失眠，肠燥便秘，骨蒸盗汗，内热消渴。

方　解　生麦门冬养阴生津，润肺清心；生地黄凉血除蒸，清肺降火；薏苡仁利水渗湿，健脾止泻，除痹排脓，解毒散结；生姜汁解表散寒，温中止呕，化痰止咳。以粳米为辅佐，补益扶正。诸药合用，共成养阴清热、和胃润燥之方。

宜　忌　阳虚、脾胃虚寒者不宜。

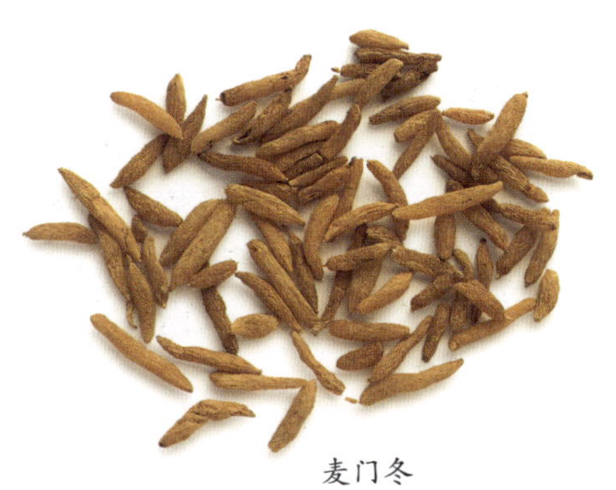

麦门冬

清热祛湿类

小米豆粥：健脾和胃　利尿祛湿

出　处	清·宣统三年（1911）御膳房九月初七日早膳菜单
配　方	小米200克，赤豆100克，白糖适量。
制　法	先将赤豆洗净；锅置火上，加入清水1000毫升，沸时，放入赤豆搅匀；再沸时，移小火煮至赤豆酥烂（约2小时）；再下入小米煮约20分钟，调入白糖搅匀即成。
功　效	健脾和胃，利尿祛湿。
适应证	脾胃虚弱，胃热消渴等症。
方　解	小米味甘、咸，性凉，归脾、胃、肾经，具有健脾和胃、补虚益肾、除热解毒等功效。赤豆利水消肿，解毒排脓。两者合用，共成健脾和胃、利尿祛湿之效。
宜　忌	有小米不宜与杏仁同食的记载。

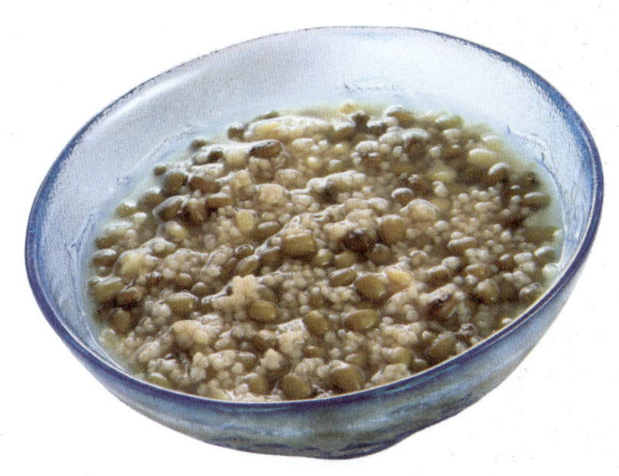

小米豆粥

小米粥：益肾补脾　清热利尿

出　处　《本草纲目》

配　方　小米 50 克。

制　法　小米淘洗干净，放入锅中，加清水，旺火烧沸，再改用小火熬至粥成。

功　效　益肾补虚，清热利尿。本品以清补见长，诸虚热者皆可食用。

适应证　虚弱劳损，脾胃虚热，泄泻下痢，热淋。

方　解　本品能益丹田，补虚损，开肠胃，还可用于热痢、热淋，为补虚清热常用方。久病失治，耗损肾虚，则见虚损；脾胃虚热，运化失常，则见泻痢；下焦虚热，膀胱气化不利，则见热淋。本品单小米一味，益肾补虚，清热利尿，方简力专。

宜　忌　用于清补止痢，宜用陈小米。

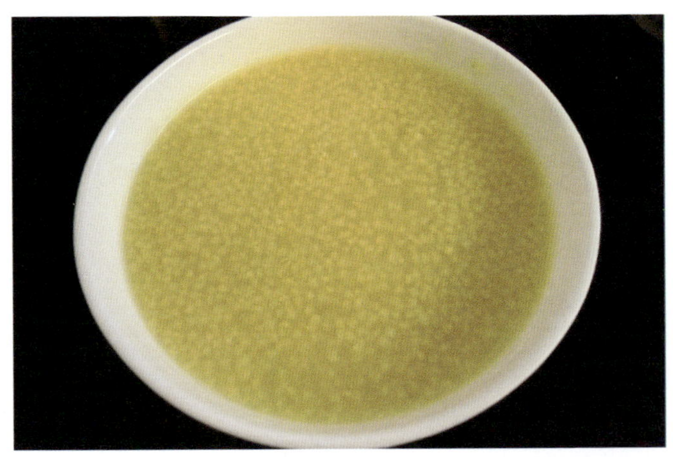

小米粥

淡竹叶粥：清热除烦　利水通淋

出　处　《食医心鉴》

配　方　粳米 50 克，淡竹叶 15 克，食盐适量。

制　法　将淡竹叶水煎取汁，去滓，备用；粳米洗净，加清水适量，与淡竹叶汁熬成粥，食盐调味。

功　效　清热除烦，利水通淋。

适应证　小儿感冒发热、口渴烦躁、小便短赤、口舌生疮、牙龈肿痛。

方　解　淡竹叶味甘、淡，性微寒，归心、小肠经，下能导小肠、膀胱之湿热外出，上可清心经之火而除烦，故有利尿通淋、清心除烦之功。

宜　忌　（1）无实火、湿热者慎服，体虚有寒者禁服。

（2）孕妇忌服。

（3）肾亏尿频者忌服。

（4）不宜久煎，入食以鲜品为佳，煮粥时宜稀薄，不宜稠厚。

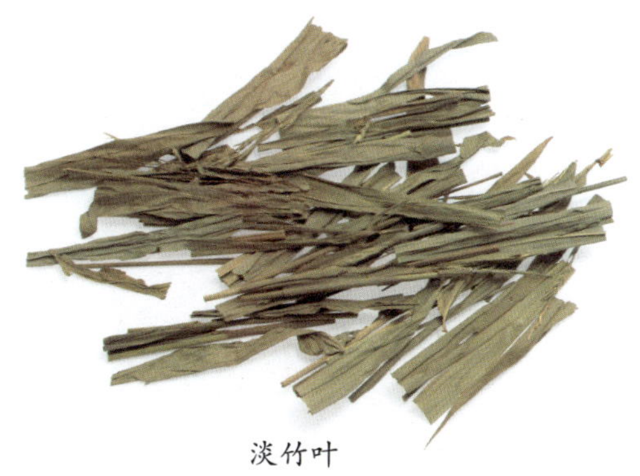

淡竹叶

薏苡仁粥：祛风除湿　利水消肿

出　处　《本草纲目》

配　方　薏苡仁、粳米各 50 克。

制　法　薏苡仁、粳米分别用清水浸泡，淘洗干净，放入锅内，加清水。先用旺火烧沸后，再改用小火煮至熟烂稠厚即成。

功　效　祛风除湿，利水消肿。

适应证　风湿性关节炎，筋脉拘挛，屈伸不利，轻度水肿；亦可用于痛风、皮肤扁平疣，以及防治癌症。

方　解　方中以薏苡仁为主，祛风除湿，利水消肿；以粳米为辅佐，补益扶正，以助祛邪。本方用于痹痛，以祛风除湿为主，兼扶正气，尤宜于体虚风湿痹痛者。

宜　忌　方中薏苡仁具有甘淡下行之性，故孕妇不宜。

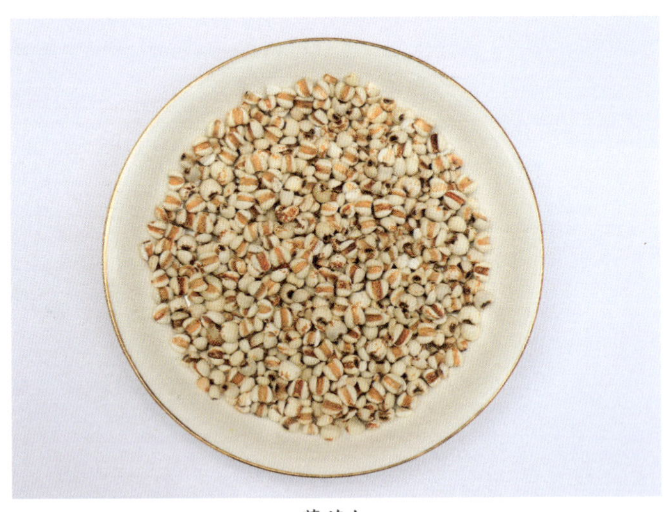

薏苡仁

理气调中类

橘皮粥：理气调中　健脾助运

出　处	《调疾饮食辩》
配　方	橘皮 50 克，粳米 100 克。
制　法	橘皮研细末备用。粳米洗净，放入锅内，加清水适量，煮至粥将成时，加入橘皮，再煮 10 分钟即成。
功　效	理气运脾。
适应证	中焦气滞，脾失健运，脘腹胀满，不思饮食。
方　解	方中以橘皮为主，理气调中，健脾助运；以粳米为辅佐，补中益气，健脾和胃，合用而成理气运脾之方。
宜　忌	本品辛散温燥，故气滞偏寒者尤宜、但气虚吐血及阴虚燥咳者则不宜。

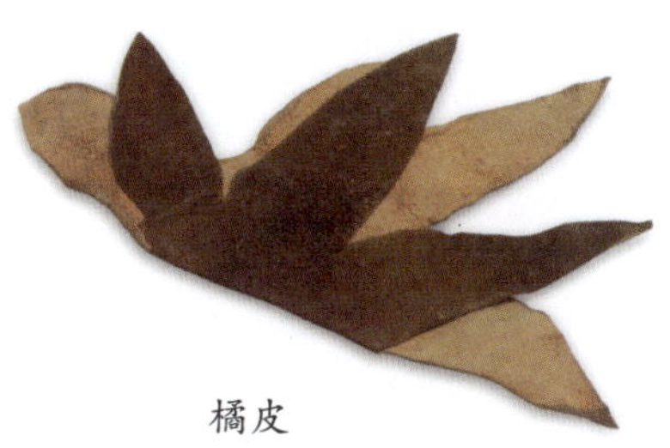

橘皮

薤白粥：行气导滞　通阳止痢

出　处　《食医心鉴》

配　方　薤白 150 克，粳米 100 克，食盐适量。

制　法　薤白冲洗干净，切成碎粒备用。粳米洗净，放入锅中，加清水适量，略煮后加薤白、食盐，再煮至粥成。

功　效　行气导滞，通阳止痢。

适应证　能散阴寒之凝结以通阳，用治奔豚气和痢疾，以冷痛冷痢，里急后重为宜。《寿亲养老新书》以本品加葱白，调以五味椒姜，空腹进食，用于“老人肠胃虚冷，泄痢水谷不分”。

方　解　方中以薤白为主，行气导滞，通阳散寒；以粳米为辅佐，健脾止痢。两者合用，共成行气导滞、通阳止痢之方。

宜　忌　本品辛散温热，故气虚及阴虚内热者不宜。

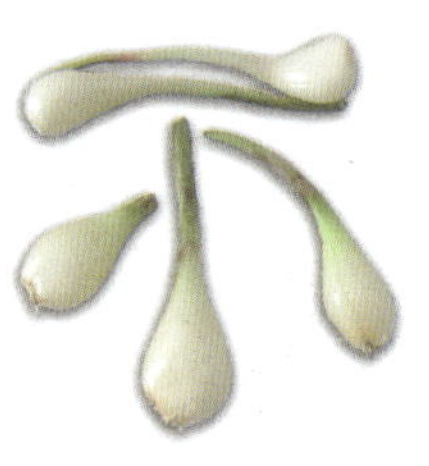

薤白

大麦米粥：利尿通淋　益气和中

出　处　《清·驾行热河哨鹿节次照常膳底档》

配　方　大麦2500克，冰糖750克，桂花150克，香油25克。

制　法　将大麦磨碎，拣去杂质，留取麦渣。锅上旺火，添水，待水沸，将麦渣撒入锅内，用大火熬20分钟后加入冰糖、桂花，再熬5分钟。盛碗后淋上香油即可。

功　效　调中益气，止渴除烦，利尿通淋。

适应证　脾胃虚弱、消化不良、呕吐泄泻、暑热烦渴、消渴多饮，以及产后大便秘结等症。

方　解　大麦具有利尿通淋、益气和中的作用。现代研究发现，大麦中含有尿囊素，可用于胃溃疡，其溶液局部应用能促进化脓性创伤及顽固性溃疡愈合。

宜　忌　因大麦久食令人肥白，故瘦者为宜。

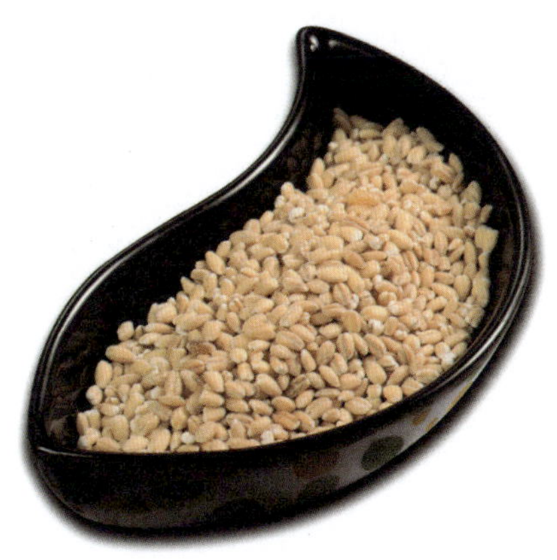

大麦

小茴香粥：温中散寒　行气和胃

出　处	《本草纲目》
配　方	小茴香 10 克，粳米 50 克，食盐、香油、葱、姜末各适量。
制　法	小茴香装入纱布袋内，扎口，水煎 30 分钟，再入淘洗干净的粳米同煮为粥，酌加食盐、香油、葱花、姜末调味。每日 2 次，每次 1 碗，早晚空腹温食。
功　效	温中散寒，行气和胃。
适应证	寒疝腹痛、胃寒呕吐、脘腹胀气、食少。可用于慢性胃炎。
方　解	方中以小茴香为主，散寒止痛，理气和胃；以粳米为辅佐，补中益气，健脾和胃。合用而成温中散寒、行气和胃之方。
宜　忌	阴虚火旺者慎用。

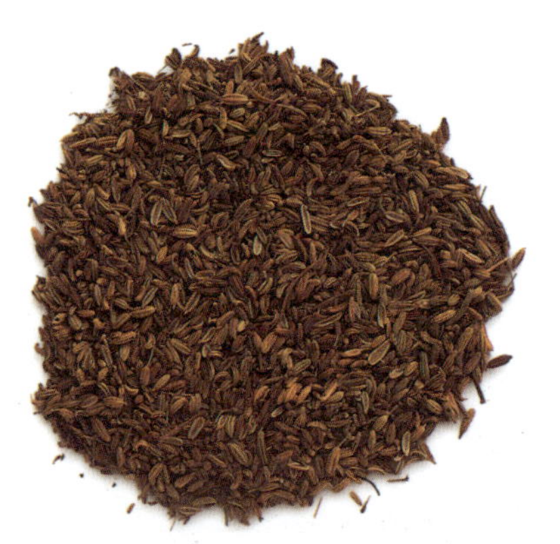

小茴香

润肺止咳类

梨粥：清热除烦　止咳化痰

出　处　《太平圣惠方》

配　方　鸭梨3个，粳米100克。

制　法　鸭梨洗干净或削去皮，切碎，放入锅中，加清水煮30分钟，捞去梨渣。再加入洗净的粳米，续煮至粥成。

功　效　清热除烦，止咳化痰。

适应证　小儿风热，神昏烦躁，肺热咳嗽。

方　解　方中以梨为主，清热除烦，止咳化痰；以粳米为辅佐，补益除烦，合用而成清热除烦、止咳化痰之方。本品清热，重在清心和清肺，故适宜于心烦昏闷和肺热咳嗽。

宜　忌　本品性寒，故寒嗽及脾虚便溏者不宜。

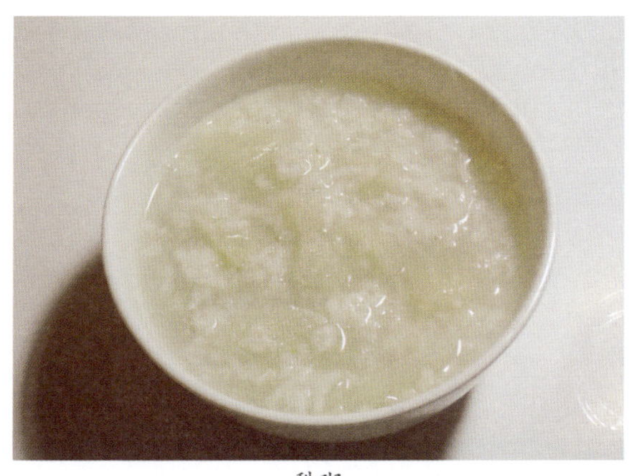

梨粥

松子粥：润肺止咳　滑肠通便

出　处　《士材三书》

配　方　松子仁 25 克，粳米 100 克，食盐适量。

制　法　松子仁、粳米分别洗净，放入锅中，加清水、食盐各适量。大火烧沸后再改用小火煮至粥成。

功　效　润肺止咳，滑肠通便。

适应证　肺燥咳嗽，肠燥便秘。

方　解　方中以松子仁为主，润肺止咳，滑肠通便；以粳米为辅佐，充养脾胃，合用而为润肺滑肠之方。本方偏于滋补，用于肠燥便秘，尤宜老年人或虚弱羸瘦者。

宜　忌　本品重在滋润，故痰湿咳嗽及大便溏泻者不宜。

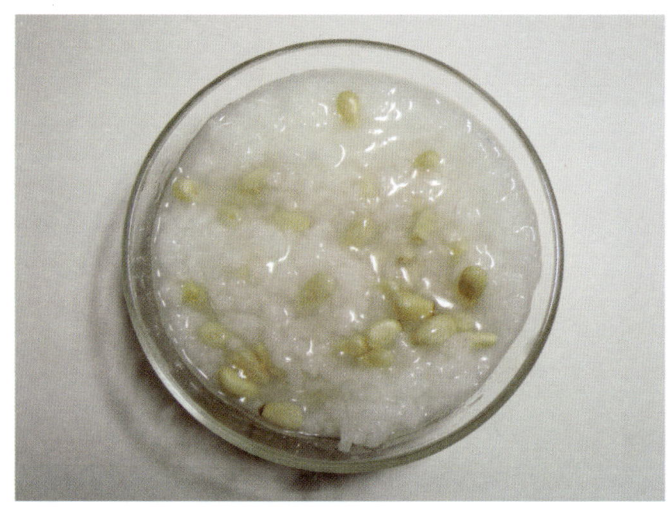

松子仁粥

贝母粥：润肺养胃　化痰止咳

出　处　《资生录》

配　方　粳米 100 克，贝母 10 克，白糖适量。

制　法　粳米、白糖适量煮粥，待粥将成时，调入贝母极细粉末 10 克，再煮 3 沸即可。可作点心，温热服食。

功　效　润肺养胃，化痰止咳，清热散结。

适应证　老年慢性支气管炎，肺气肿，咳嗽气喘，肺痿，肺痈，瘰疬，疮痈肿毒。

宜　忌　寒痰咳嗽者不宜服，不可与乌头同煮。

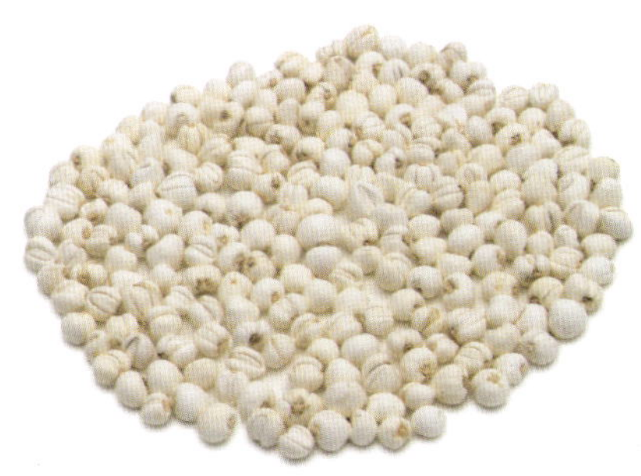

贝母

粥疗常用食材性味归经、功效及适应证一览表[31]

类别	名称	来 源	性味归经
谷类	粳米	为禾本科植物粳稻的种仁	味甘，性平。归脾、胃经
	籼米	为禾本科植物籼稻的种仁	味甘，性温。归脾、胃经
	糯米	为禾本科植物糯稻的种仁	味甘，性温。归脾、胃、肺经
	大麦	为禾本科植物大麦的果实	味甘、咸，性凉。归脾、胃经
	高粱	为禾本科植物高粱的种仁	味甘、涩，性温。归脾、胃经
	小米	为禾本科植物粟的种仁	味甘、咸，性凉。归脾、胃、肾经
	玉米	为禾本科植物玉蜀黍的果实	味甘，性平。归大肠、胃经
	薏苡仁	为禾本科植物薏苡的种仁	味甘、淡，性凉。归脾、胃、肺经
豆类	绿豆	为豆科植物绿豆的种子	味甘，性凉。归心、胃经
	赤小豆	为豆科植物赤小豆的种子	味甘、酸，性平。归心、小肠经
	蚕豆	为豆科植物蚕豆的种子	味甘，性平。归脾、胃经
	豌豆	为豆科植物豌豆的种子	味甘，性平。归脾、胃经
	眉豆	为豆科植物眉豆的种子	味甘，性平，无毒。归胃经
	白扁豆	为豆科植物扁豆的白色成熟种子	味甘，性微温。归脾、胃经
	黑豆	为豆科植物大豆的黑色种子	味甘，性平。归脾、肾经
	黄豆	为豆科植物大豆的黄色种子	味甘，性平。归脾、大肠经

功效	适应证
补中益气，健脾和胃，益精强志，除烦止渴，生气血，养脏腑	脾虚腹泻，婴儿脾胃虚弱所致的吐奶，肠风下血，烦渴吐泻
养胃和脾，温中止泄	脾胃虚弱所致的反胃呃逆、虚烦口渴，或胃肠虚弱所致的泄泻、小便不利
补中益气，健脾暖胃，止泻止汗	脾胃虚弱，体倦乏力，食少腹泻，虚劳不足，气虚自汗，消渴尿多
调中益气，止渴除烦，利尿通淋	脾胃虚弱，消化不良，呕吐泄泻，暑热烦渴，消渴多饮，产后大便秘结以及水肿
和胃健脾，消积温中，涩肠止泻	脾胃虚弱，小儿消化不良，腹泻
健脾和胃，补虚益肾，除热解毒	脾胃虚弱，倦怠乏力，消化不良，反胃呕吐，不思饮食，消渴，泄泻或肾虚小便不利，产后体虚
补中健胃，除湿减肥，利尿排石，降脂降压	脾胃虚弱，消化不良或湿热引起的痢疾、泄泻，黄疸，水肿，尿路结石，慢性肾炎水肿，高血压、高脂血症
利水渗湿，健脾止泻，除痹，排脓，解毒散结	水肿，脚气，小便不利，脾虚泄泻，湿痹拘挛，肺痈，肠痈，赘疣，癌肿
清热解毒，消暑利水	暑热烦渴，丹毒，痈肿，水肿，泻痢，药食中毒等
利水消肿，解毒排脓	水肿胀满，脚气水肿，黄疸尿赤，风湿热痹，痈肿疮毒，肠痈腹痛
健脾利湿，补肾固精	脾虚少食，水肿，遗精，早泄，乏力倦怠
补中益气、健脾和胃、利小便、解疮毒、通乳消胀	呃逆呕吐，脚肿，小便不利，泄泻消渴，产后乳汁不下
健脾化湿，益气消暑，补五脏，暖肠胃，健脑益智	夏季感冒挟湿，暑热头昏，恶心，烦躁，脾虚便溏，消化不良，久泄，以及妇女脾虚带下，小儿消化不良
健脾化湿，和中消暑	脾胃虚弱，食欲不振，大便溏泻，白带过多，暑湿吐泻，胸闷腹胀。
益精明目，养血祛风，利水，解毒	阴虚烦渴、头晕目昏，体虚多汗，肾虚腰痛，水肿尿少，痹痛拘挛，手足麻木，药食中毒，须发早白
健脾宽中，利水消肿，益气养血，健体补钙	脾虚气弱，消瘦食少，贫血乏力，湿痹拘挛，小便不利，妊娠中毒，疮痈肿毒

续表

类别	名称	来　源	性味归经
蔬菜类	旱芹	为伞形科植物旱芹的全草	味甘、苦，性凉。归肝经
	菠菜	为藜科植物菠菜的带根全草	味甘，性凉。归肠、胃经
	韭菜	为百合科植物韭菜的叶	味辛，性温。归肝、胃、肾经
	葱	为百合科植物葱的鳞茎	味辛，性温。归肺、胃经
	胡萝卜	为伞形科植物胡萝卜的根	味甘，性平。归肺、脾经
	百合	为百合科植物百合等同属多种植物鳞茎的鳞叶	味甘，性寒。归心、肺经
	生姜	为姜科多年生草本植物姜的新鲜根茎	味辛，性微温。归肺、脾、胃经
	甘薯（番薯）	为旋花科植物甘薯的块根	味甘，性平。归脾、肾经
	马铃薯（土豆）	为茄科植物马铃薯的块茎	味甘，性平。归胃、大肠经
	山药（薯蓣）	为薯蓣科植物薯蓣的根茎	味甘，性平。归脾、肺、肾经
	南瓜	为葫芦科植物南瓜的果实	味甘，性温。归脾、胃经
	马齿苋	为马齿苋科植物马齿苋的全草	味酸，性寒。归肝、大肠经
	荠菜	为十字花科植物荠菜的茎叶	味甘、淡，性凉。归肝、胃、膀胱经
	大蒜	为百合科植物大蒜的鳞茎	味辛，性温。归脾、胃、肺经
鲜果及干果类	梨	为蔷薇科植物白梨、沙梨、秋梨等栽培种的果实	味甘、微酸，性凉。归肺、胃经
	山楂	为蔷薇科植物山楂或野山楂的果实	味酸、甘，性微温。归脾、胃、肝经
	桑葚	为桑科植物桑的果穗	味甘、酸，性寒。归心、肝、肾经
	龙眼肉（桂圆）	为无患子科植物龙眼的假种皮	味甘，性温。归心、脾经

功　效	适应证
平肝清热，祛风利湿	阴虚阳亢，老年人，更年期，热病伤阴者及高血压，高脂血症，乳糜尿
养血止血，敛阴润燥，清热除烦，止渴通便	坏血病，衄血，便血，消渴引饮，大小便涩滞，胃肠积热，痔疮
温阳下气，宣痹止痛，散血，降脂	阳道不振，腰膝冷痛，反胃呕吐，高脂血症，冠心病，衄血，吐血，尿血，痔漏
发表，通阳，解毒	风寒感冒，发热，头痛，阴寒腹痛，泻痢
健脾化滞，润燥明目，通便	小儿消化不良，夜盲症，眼睛干，胸膈满闷，大便秘结
养阴润肺，清心安神	阴虚燥咳，劳嗽咳血，虚烦惊悸，失眠多梦，精神恍惚
解表散寒，温中止呕，化痰止咳，解鱼蟹毒	风寒感冒，胃寒呕吐，寒痰咳嗽，鱼蟹中毒
健脾胃，补肝肾，益气力，解毒消痈	气虚乏力，酒湿入脾而致飧泄，湿热黄疸，肾虚，小儿疳积
益气健脾，调中解毒	胃弱脘痛，体虚便秘，还用于胃及十二指肠溃疡疼痛和习惯性便秘
补脾养胃，生津益肺，补肾涩精	脾虚食少，久泻不止，肺虚喘咳，肾虚遗精，带下，尿频，虚热消渴。麸炒山药补脾健胃，用于脾虚食少，泄泻便溏，白带过多
温中解毒，杀虫消痈	脾虚少食，蛔虫腹痛，肺痈咳吐脓痰
清热解毒，凉血止血，止痢	热毒血痢，痈肿疔疮，湿疹，丹毒，蛇虫咬伤，便血，痔血，崩漏下血
清热利湿，明目退翳，凉血止血	水肿尿浊，泄泻痢疾，目赤翳障，吐血衄血，尿血便血，月经过多
解毒消肿，杀虫止痢	痈肿疮毒，疥癣，肺痨，顿咳，泄泻，痢疾
生津润燥，清热化痰	热病烦渴，咳嗽，消渴，以及便秘
消食健胃，行气散瘀，化浊降脂	肉食积滞，胃脘胀痛，泻痢腹痛，瘀血经闭，产后瘀阻，心腹刺痛，胸痹心痛，疝气疼痛，高脂血症
滋阴补血，生津润燥	肝肾阴虚，眩晕耳鸣，心悸失眠，须发早白，津伤口渴，内热消渴，肠燥便秘
补益心脾，养血安神	气血不足，心悸怔忡，健忘失眠，血虚萎黄

续表

类别	名称	来　源	性味归经
鲜果及干果类	白果	为银杏科植物银杏的种子	味甘、苦、涩，性平；有毒。归肺、肾经
	核桃仁	为胡桃科植物胡桃的种仁	味甘，性温。归肾、肺、大肠经
	大枣	为鼠李科植物枣的成熟果实	味甘，性温。归脾、胃、心经
	栗子	为壳斗科植物栗的种仁	味甘，性温。归脾、胃，肾经
	莲子	为睡莲科植物莲的果实或种子	味甘，涩，性平。归脾、肾、心经
	芡实	为睡莲科植物芡的成熟种仁	味甘、涩，性平。归脾、肾经
	松子仁	为松科植物红松的种子	味甘，性温。归肝、肺、大肠经
	花生仁	为豆科植物落花生的种子	味甘，性平。归脾、肺经
	南瓜子	为葫芦科植物南瓜的种子	味甘，性平。归胃、大肠经
	甜杏仁	为蔷薇科植物杏或山杏的部分栽培种味甜的干燥种子	味甘，性平。归肺、大肠经
肉类	猪肉	为猪科动物猪的肉	味甘、咸，性平。归脾、胃、肾经
	猪肝	为猪科动物猪的肝脏	味甘、苦，性温。归肝经
	牛肉	为牛科动物黄牛或水牛的肉	味甘，性平。归脾、胃经
	鸡肉	为雉科动物家鸡的肉	味甘，性温。归脾、胃经
	鸡肝	为雉科动物家鸡的肝脏	味甘，性温。归肝经
	鸭肉	为鸭科动物家鸭的肉或全体	味甘、咸，性平。归脾、胃、肺、肾经
水产品类	草鱼（鲩鱼）	为鲤科动物草鱼的肉	味甘，性温。归脾、胃经
	黄花鱼（大黄鱼/小黄鱼）	为石鱼科动物大小黄鱼的全体	味甘，性平。归胃、脾经

功效	适应证
敛肺定喘，止带缩尿	痰多喘咳，带下白浊，遗尿尿频
补肾，温肺，润肠	肾阳不足，腰膝酸软，阳痿遗精，虚寒喘嗽，肠燥便秘
补中益气，养血安神	脾虚食少，乏力便溏，妇人脏躁
养胃健脾，补肾强筋，活血止血	反胃泄泻，肾虚腰膝无力，筋骨肿痛，吐衄便血
补脾止泻，止带，益肾涩精，养心安神	脾虚泄泻，带下，遗精，心悸失眠
益肾固精，补脾止泻，除湿止带	遗精滑精，遗尿尿频，脾虚久泻，白浊，带下
养液益肺，润燥滑肠	肺燥咳嗽，皮肤干燥，老人虚秘，肠燥便秘
健脾养胃，润肺止咳，利尿下乳	脾虚反胃，乳妇奶少，脚气，肺燥咳嗽，大便燥结，小儿百日咳，血小板减少性紫癜
驱虫，止咳	绦虫病，蛔虫病，血吸虫病
润肺止咳平喘，润肠通便	肺虚咳喘，肠燥便秘
滋阴润燥，补气补血	热病伤津，消渴羸瘦，燥咳便秘及肝肾亏虚、体虚久病、气血不足所致的头晕眼花和乏力
补肝，养血，明目	肝脏虚弱，血虚萎黄，水肿，视弱夜盲等
补脾胃，益气血，强筋骨	虚损羸瘦，消渴，脾弱不运，痞积，水肿，腰膝酸软，久病体虚，中气下陷，气短、唇白，面色萎黄，大便泄泻，手足厥冷
温中补脾，益气养血，补肾精，补精添髓	虚劳瘦弱，营养不良，气血不足，面色萎黄，及孕妇产后，体质虚弱或乳汁缺乏者
补益肝肾，养血明目	肝虚目暗，小儿疳积，胎漏
健脾补虚，滋阴养胃，利水消肿	脾胃虚弱，低热，盗汗，咳嗽，吐血，虚弱，食少，大便干燥，水肿，遗精及女子月经量少
暖胃和中，截疟祛风	体虚气弱，胃寒冷痛，食少疟疾，风虚头痛
补虚益精，健脾开胃，调中止痢	久病体虚，面黄羸瘦，目昏神倦，阳痿早泄，胃纳减少

续表

类别	名称	来源	性味归经
水产品类	鲳鱼	为鲳科动物银鲳的肉	味甘，性平。归胃经
	乌贼鱼（乌鲗）	为乌鲗科动物无针乌鲗或金乌鲗的肉	味咸，性平。归肝、肾经
	虾（青虾）	为长臂虾科动物青虾等多种淡水虾的全体或肉	味甘，性温。归肝、肾经
	海虾（对虾）	为对虾科动物对虾的肉或全体	味甘、咸，性温。归肝、肾经
	蛤蜊	为蛤蜊科动物四角蛤蜊或其他种蛤蜊的肉	味咸，性寒。归胃经
	淡菜	为贻贝科动物厚壳贻贝和其他贻贝类的贝肉	味甘、咸，性温。归肝、肾经
	干贝	为江珧科动物栉江珧的后闭壳肌加工成的干制品	味咸、甘，性平。归脾、肾经
	鲍鱼	为鲍科动物九孔鲍的肉	味甘、咸，性平。归肝经
	海参	为刺参科动物刺参或其他种海参的全体	味甘咸，性温。归心、肾经
	田鸡	为蛙科动物黑斑蛙或金线蛙等的全体	味甘，性凉。归膀胱、肠、胃经
其他	牛乳	为牛科动物黄牛或水牛的乳汁	味甘，性平。归心、肺经
	白糖	为禾本科植物甘蔗的茎汁，经精制而成的结晶体	性甘，性平。归脾经
	冰糖	为白砂糖煎炼而成的冰块状结晶	味甘，性平。归脾、肺经
	红糖	为禾本科植物甘蔗的茎汁，经炼制而成的赤色结晶体	味甘，性温。归脾、胃、肝经
	蜂蜜	为蜜蜂科昆虫中华蜜蜂等所酿的蜜糖	味甘，性平。归肺、脾、大肠经
	黑芝麻	为胡麻科植物脂麻的种子	味甘，性平。归肝、肾、大肠经
	花椒	为芸香科植物花椒的果皮	味辛，性温。归脾、胃、肾经
	胡椒	为胡椒科植物胡椒的果实	味辛，性热。归胃、大肠经

功 效	适 应 证
补虚健胃，充精益血	气血虚弱，食少乏力，头晕心悸，失眠健忘，阳痿早泄，筋骨疼痛，足软无力
养血滋阴，补虚通脉	体虚贫血，月经不畅或经闭
补肾壮阳，通乳托毒	肾虚阳痿，产后乳少，痈疽疮疡
补肾壮阳，益气开胃，祛风通络	肾虚阳痿，胃虚食少，卒中后半身不遂，筋骨疼痛
滋阴利水，化痰软坚	湿热所致腹胀水肿，消渴黄疸，以及瘀血症瘕，崩漏带下，瘿瘤瘰疬
补虚益精，温肾散寒，软坚消瘿	羸瘦倦怠，食少气短，虚劳吐血，眩晕健忘，阳痿遗精，腹中冷痛，久痢久泄，带下崩漏，瘿瘤瘰疬
滋阴补肾，和胃调中	五脏亏虚，头晕目眩，口渴咽干，虚劳咳血，食少倦怠，小便不利
养血柔肝，滋阴清热，益精明目，利湿行痹	阴虚内热，血枯经闭，乳汁不足，阴虚阳亢，青盲内障，以及湿热内蕴所致五淋、黄疸
补肾益精，养血润燥，止血消炎	神经衰弱，胃痛泛酸，泄泻痢疾，失血过多，再生障碍性贫血
清热解毒，滋阴补虚，利水消肿	阴虚劳热，水肿
补虚损，益肺胃，生津润燥	虚弱劳损，消渴便秘，皮肤干燥
润肺生津，补益中气	脾虚脘痛，肺燥咳嗽，口干烦渴
益气补中，和胃润肺，止咳化痰	胃弱食少，肺燥咳嗽
和中散寒，活血祛瘀，缓肝驱风	脾胃虚弱，感寒腹痛，呕哕，血痢，妇人血虚，月经不调，产后恶露不尽
补中，润燥，止痛，解毒	脘腹虚痛，肺燥干咳，肠燥便秘，解乌头类药毒
补肝肾，益精血，润肠燥	精血亏虚，头晕眼花，耳鸣耳聋，须发早白，病后脱发，肠燥便秘
温中止痛，杀虫止痒	脘腹冷痛，呕吐泄泻，虫积腹痛；外治湿疹，阴痒
温中散寒，下气，消痰	胃寒呕吐，腹痛泄泻，食欲不振，癫痫痰多

粥疗常用药材性味归经、功效及适应证一览表[32]

名称	药用部位	性味归经
人参	为五加科植物人参的根及根茎，现多用栽培品种	味甘、微苦，性微温。归脾、肺、心、肾经
三七(田七、参三七)	为五加科植物三七的根及根茎	味甘、微苦，性温。归肝、胃经
山茱萸(山萸肉)	为山茱萸科植物山茱萸的果肉	味酸、涩，性微温。归肝、肾经
川贝母	为百合科植物川贝母的鳞茎，去须根	味苦、甘，性微寒。归肺、心经
五加皮(南五加皮)	为五加科植物细柱五加的根皮	味辛、苦，性温。归肝、肾经
火麻仁(麻子仁)	为桑科植物大麻的种仁	味甘，性平。归脾、胃、大肠经
白茅根	为禾本科植物白茅的根茎	味甘，性寒。归肺、胃、膀胱经
石斛(铁皮石斛)	为兰科植物铁皮石斛的茎	味甘，性微寒。归胃、肾经
玉竹	为百合科植物玉竹的根茎	味甘，性微寒。归肺、胃经
玉米须(粟米须)	为禾本科植物玉蜀黍的花柱	味甘，性平。归肝、肾经
玄参(元参)	为玄参科植物玄参的根	味甘、苦、咸，性微寒。归肺、胃、肾经
冬瓜皮	为葫芦科植物冬瓜的皮	味甘，性凉。归脾、小肠经
北沙参	为伞形科植物珊瑚菜的根	味甘，微苦，性微寒。归肺、胃经
肉苁蓉	为列当科植物肉苁蓉或管花肉苁蓉干燥带鳞叶的肉质茎	味甘、咸，性温。归肾、大肠经
西洋参(花旗参)	为五加科人参属植物西洋参的根及根茎	味甘、微苦，性凉。归心、肺、肾经

功效	适应证
大补元气，复脉固脱，补脾益肺，生津养血，安神益智	体虚欲脱，肢冷脉微，脾虚食少，肺虚喘咳，津伤口渴，内热消渴，气血亏虚，久病虚羸，惊悸失眠，阳痿宫冷
散瘀止血，消肿定痛	咯血，吐血，衄血，便血，崩漏，外伤出血，胸腹刺痛，跌扑肿痛
补益肝肾，收涩固脱	眩晕耳鸣，腰膝酸痛，阳痿遗精，遗尿尿频，大汗虚脱，内热消渴
清热润肺，化痰止咳，散结消痈	肺热燥咳，干咳少痰，阴虚劳嗽，痰中带血，瘰疬，乳痈，肺痈
祛风除湿，补益肝肾，强筋壮骨，利水消肿	风湿痹病，筋骨痿软，小儿行迟，体虚乏力，水肿，脚气
润肠通便	血虚津亏，肠燥便秘
凉血止血，清热利尿	血热吐血，衄血，尿血，热病烦渴，湿热黄疸，水肿尿少，热淋涩痛
益胃生津，滋阴清热	热病津伤，口干烦渴，胃阴不足，食少干呕，病后虚热不退，阴虚火旺，骨蒸劳热，目暗不明，筋骨痿软
养阴润燥，生津止渴	肺胃阴伤，燥热咳嗽，咽干口渴，内热消渴
利尿消肿，利湿退黄	水肿尿少，湿热黄疸，头晕目昏
清热凉血，滋阴降火，解毒散结	热入营血，温毒发斑，热病伤阴，舌绛烦渴，津伤便秘，骨蒸劳嗽，目赤，咽痛，白喉，瘰，痈肿疮毒
利尿消肿	水肿胀满，小便不利，暑热口渴，小便短赤
养阴清肺，益胃生津	肺热燥咳，劳嗽痰血，胃阴不足，热病津伤，咽干口渴
补肾阳，益精血，润肠通便	肾阳不足，精血亏虚，阳痿不孕，腰膝酸软，筋骨无力，肠燥便秘
补气养阴，清热生津	气虚阴亏，虚热烦倦，咳喘痰血，内热消渴，口燥咽干

续表

名称	药用部位	性味归经
地黄	为玄参科植物地黄的干燥块根	生地黄味甘，性寒。归心、肝、肾经
何首乌	为蓼科植物何首乌的块根	味苦、甘、涩，性微温。归肝、心、肾经
决明子	为豆科植物决明或小决明的干燥成熟种子	味甘、苦、咸，性微寒。归肝、大肠经
沙苑子	为豆科植物扁茎黄芪的种子	味甘，性温。归肝、肾经
芡实(芡实米)	为睡莲科水生植物芡的成熟种仁	味甘、涩，性平。归脾、肾经
杜仲	为杜仲科植物杜仲的树皮	味甘，性温。归肝、肾经
刺五加	为五加科植物刺五加的根及根茎或茎	味辛、微苦，性温。归脾、肾、心经
红参	是经刷洗、蒸制、烘干而制成，表面透明，色呈红棕色或深红色、质硬而脆的人参	气香，味甘、微苦，性温。归脾、肺、心、肾经
茯苓	为多孔菌科植物茯苓的干燥菌核	味甘、淡，性平。归心、肺、脾、肾经
柏子仁(柏实)	为柏科植物侧柏的种仁	味甘，性平。归心、肾、大肠经
郁李仁	为蔷薇科植物欧李、郁李或长柄扁桃的成熟种子	味辛、苦、甘，性平。归脾、大肠、小肠经
枳实	为芸香科柑橘属植物酸橙及香圆的幼果	味苦、辛、酸，性微寒。归脾、胃经
南沙参	为桔梗科植物轮叶沙参的根	味甘，微寒。归肺、胃经
枸杞子	为茄科植物枸杞的成熟果实	味甘，性平。归肝、肾经
枸杞叶	为茄科植物枸杞的嫩茎叶	味甘，性平。归肝、肾经

功效	适应证
清热凉血，养阴生津	热入营血，温毒发斑，吐血衄血，热病伤阴，津伤便秘，阴虚发热，骨蒸劳热，内热消渴
解毒，消痈，截疟，润肠通便	疮痈，瘰疬，风疹瘙痒，久疟体虚，肠燥便秘
清热明目，润肠通便	目赤涩痛，畏光多泪，头痛眩晕，目暗不明，大便秘结
补肾助阳，固精缩尿，养肝明目	肾虚腰痛，遗精早泄，遗尿尿频，白浊带下，眩晕，目暗昏花
益肾固精，补脾止泻，除湿止带	遗精滑精，遗尿尿频，脾虚久泻，白浊，带下
补肝肾，强筋骨，安胎	肝肾不足，腰膝酸痛，筋骨无力，头晕目眩，妊娠漏血，胎动不安
益气健脾，补肾安神	脾肺气虚，体虚乏力，食欲不振，肺肾两虚，久咳虚喘，肾虚腰膝酸痛，心脾不足，失眠多梦
大补元气，复脉固脱，益气摄血	体虚欲脱，肢冷脉微，气不摄血，崩漏下血；也可用治心悸、气短、神衰、消渴、心力衰竭、心源性休克等
利水渗湿，健脾，宁心	水肿尿少，痰饮眩悸，脾虚食少，便溏泄泻，心神不安，惊悸失眠
养心安神，润肠通便，止汗	阴血不足，虚烦失眠，心悸怔忡，肠燥便秘，阴虚盗汗
润肠通便，下气利水	津枯肠燥，食积气滞，腹胀便秘，水肿，脚气，小便不利
破气消积，化痰散痞	积滞内停，痞满胀痛，泻痢后重，大便不通，痰滞气阻，胸痹，结胸，脏器下垂
养阴清肺，益胃生津，化痰，益气	肺热燥咳，阴虚劳嗽，干咳痰黏，胃阴不足，食少呕吐，气阴不足，烦热口干
滋补肝肾，益精明目	虚劳精亏，腰膝酸痛，眩晕耳鸣，阳痿遗精，内热消渴，血虚萎黄，目昏不明
补虚益精，清热止渴，祛风明目	虚劳发热，烦渴，目赤翳障，崩漏带下，热毒疮肿

续表

名称	药用部位	性味归经
香橼	为芸香科植物香橼的成熟果实	味辛、苦、酸，性温。归肝、脾、肺经
浮小麦	为干瘪轻浮的小麦	味甘、咸，性凉。归心经
桃仁	为蔷薇科植物桃或山桃的干燥成熟种子	味苦、甘，性平。归心、肝、大肠经
麦芽	为禾本科大麦属植物大麦的成熟果实，经发芽而制成	味甘，性平。归脾、胃经
麦冬(麦门冬)	为百合科植物沿阶草的小块根	味甘、微苦，性微寒。归心、肺、胃经
浙贝母	为百合科贝母属植物浙贝母的鳞茎	味苦，性寒。归肺、心经
桑寄生	为桑寄生科植物桑寄生的带叶茎枝	味苦、甘，性平。归肝、肾经
益智仁(益智子)	为姜科植物益智的果实	味辛，性温。归脾、肾经
骨碎补(毛姜)	为水龙骨科植物槲蕨的根茎	味苦，性温。归肝、肾经
高良姜(良姜)	为姜科植物高良姜的根茎	味辛、性热。归脾、胃经
淡竹叶	为禾木科植物淡竹叶的全草	味甘、淡，性寒。归心、胃、小肠经
菊花	为菊科植物菊的头状花序	味甘、苦，性微寒。归肺、肝经
黄芪	为豆科植物黄芪的根	味甘，性微温。归肺、脾经
黄精	为百合科植物滇黄精、黄精或多花黄精的干燥根茎	味甘，性平。归脾、肺、肾经
干姜	为姜科植物姜的干燥根茎	味辛，性热。归脾、胃、肾、心、肺经

功 效	适应证
疏肝理气，宽中，化痰	肝胃气滞，胸胁胀痛，脘腹痞满，呕吐嗳气，痰多咳嗽
益气，止汗，除热	自汗，盗汗，阴虚发热，骨蒸劳热
活血祛瘀，润肠通便，止咳平喘	经闭痛经，癥瘕痞块，肺痈肠痈，跌扑损伤，肠燥便秘，咳嗽气喘
行气消食，健脾开胃，回乳消胀	食积不消，脘腹胀痛，脾虚食少，乳汁淤积，乳房胀痛，妇女断乳，肝郁胁痛，肝胃气痛。生麦芽健脾和胃，疏肝行气，用于脾虚食少，乳汁淤积。炒麦芽行气消食回乳，用于食积不消，妇女断乳。焦麦芽消食化滞，用于食积不消，脘腹胀痛
养阴生津，润肺清心	肺燥干咳，阴虚痨嗽，喉痹咽痛，津伤口渴，内热消渴，心烦失眠，肠燥便秘
清热化痰止咳，解毒散结消痈	风热咳嗽，痰火咳嗽，肺痈，乳痈，瘰疬，疮毒
祛风湿，补肝肾，强筋骨，安胎	风湿痹痛，腰膝酸软，筋骨无力，崩漏经多，妊娠漏血，胎动不安，头晕目眩
暖肾固精缩尿，温脾止泻摄唾	肾虚遗尿，小便频数，遗精白浊，脾寒泄泻，腹中冷痛，口多唾涎
疗伤止痛，补肾强骨	跌扑闪挫，筋骨折伤，肾虚腰痛，筋骨萎软，耳鸣耳聋，牙齿松动
温胃止呕，散寒止痛	脘腹冷痛，胃寒呕吐，嗳气吞酸
清热泻火，除烦止渴，利尿通淋	热病烦渴，小便短赤涩痛，口舌生疮
散风清热，平肝明目，清热解毒	风热感冒，头痛眩晕，目赤肿痛，眼目昏花，疮痈肿毒
补气升阳，固表止汗，利水消肿，生津养血，行滞通痹，托毒排脓，敛疮生肌	气虚乏力，食少便溏，中气下陷，久泻脱肛，便血崩漏，表虚自汗，气虚水肿，内热消渴，血虚萎黄，半身不遂，痹痛麻木，痈疽难溃，久溃不敛
补气养阴，健脾，润肺，益肾	脾胃气虚，体倦乏力，胃阴不足，口干食少，肺虚燥咳，劳嗽咳血，精血不足，腰膝酸软，须发早白，内热消渴
温中散寒，回阳通脉，温肺化饮	脘腹冷痛，呕吐泄泻，肢冷脉微，寒饮喘咳等症

续表

名称	药用部位	性味归经
补骨脂(破故纸)	为豆科植物补骨脂的种子	味辛、苦，性温。归肾、脾经
葛根	为豆科葛属植物野葛或甘葛藤的根	味甘、辛，性凉。归脾、胃、肺经
葛花	为豆科植物葛的花	味甘，性平。归脾、胃经
紫苏子(苏子)	为唇形科植物紫苏的果实	味辛，性温。归肺经
葫芦巴	为豆科植物葫芦巴的种子	味苦，性温。归肾经
槐花	为豆科植物槐的花朵或花蕾	味苦，性微寒。归肝、大肠经
远志	为远志科植物细叶远志的根	味苦、辛，性温。归心、肾、肺经
谷芽	为禾本科稻属植物稻的颖果即稻谷，经发芽后制成	味甘，温。归脾、胃经
谷精草(珍珠草)	为谷精草科植物谷精草带花茎的花序	味辛、甘，性平。归肝、肺经
酸枣仁(枣仁)	为鼠李科植物酸枣的种子	味甘、酸，性平。归肝、胆、心经
熟地(熟地黄、大熟地)	为玄参科植物地黄或怀庆地黄的根茎	味甘，性微温。归肝、肾经
橘红	为橘皮的外层红色部分	味辛、苦，性温。归肺、脾经
橘皮(陈皮)	为芸香科植物多种橘类的果皮	味苦、辛，性温。归肺、脾经
鸡内金	为雉科动物鸡的砂囊内壁	味甘，性平。归脾、胃、小肠、膀胱经
芦根	为禾本科植物芦苇的地下根茎	味甘，性寒。归肺、胃经
党参	为桔梗科植物党参的根	味甘，性平。归脾、肺经

功 效	适应证
温肾助阳，纳气平喘，温脾止泻	肾阳不足，阳痿遗精，遗尿尿频，腰膝冷痛，肾虚作喘，五更泄泻
解肌退热，生津止渴，透疹，升阳止泻，通经活络，解酒毒	外感发热头痛，项背强痛，口渴，消渴，麻疹不透，热痢，泄泻，眩晕头痛，卒中偏瘫，胸痹心痛，酒毒伤中
解酒醒脾，清热利湿	酒毒伤中，不思饮食，呕逆吐酸
降气化痰，止咳平喘，润肠通便	痰壅气逆，咳嗽气喘，肠燥便秘
温肾助阳，祛寒止痛	肾阳不足，下元虚冷，小腹冷痛，寒疝腹痛，寒湿脚气
凉血止血，清肝泻火	便血，痔血，血痢，崩漏，吐血，衄血，肝热目赤，头痛眩晕
安神益智，交通心肾，祛痰，消肿	心肾不交引起的失眠多梦，健忘惊悸，神志恍惚，咳痰不爽，疮疡肿毒，乳房肿痛
消食和中，健脾开胃	食积不消，腹胀口臭，脾胃虚弱，不饥食少。炒谷芽偏于消食，用于不饥食少。焦谷芽善化积滞，用于积滞不消
疏散风热，明目退翳	风热目赤，肿痛羞明，眼生翳膜，风热头痛
养心补肝，宁心安神，敛汗，生津	虚烦不眠，惊悸多梦，体虚多汗，津伤口渴
补血滋阴，益精填髓	血虚萎黄，心悸怔忡，月经不调，崩漏下血，肝肾阴虚，腰膝酸软，骨蒸潮热，盗汗遗精，内热消渴，眩晕，耳鸣，须发早白
理气宽中，燥湿化痰	咳嗽痰多，食积伤酒，呕恶痞闷
理气健脾，燥湿化痰	脘腹胀满，食少吐泻，胸闷气短，咳嗽痰多
健胃消食，涩精止遗，通淋化石	食积不消，呕吐泻痢，小儿疳积，遗尿，遗精，石淋涩痛，胆胀胁痛
清热泻火，生津止渴，除烦，止呕，利尿	热病烦渴，肺热咳嗽，肺痈吐脓，胃热呕哕，热淋涩痛
健脾益肺，养血生津	脾肺气虚，食少倦怠，咳嗽虚喘，气血不足，面色萎黄，心悸气短，津伤口渴，内热消渴

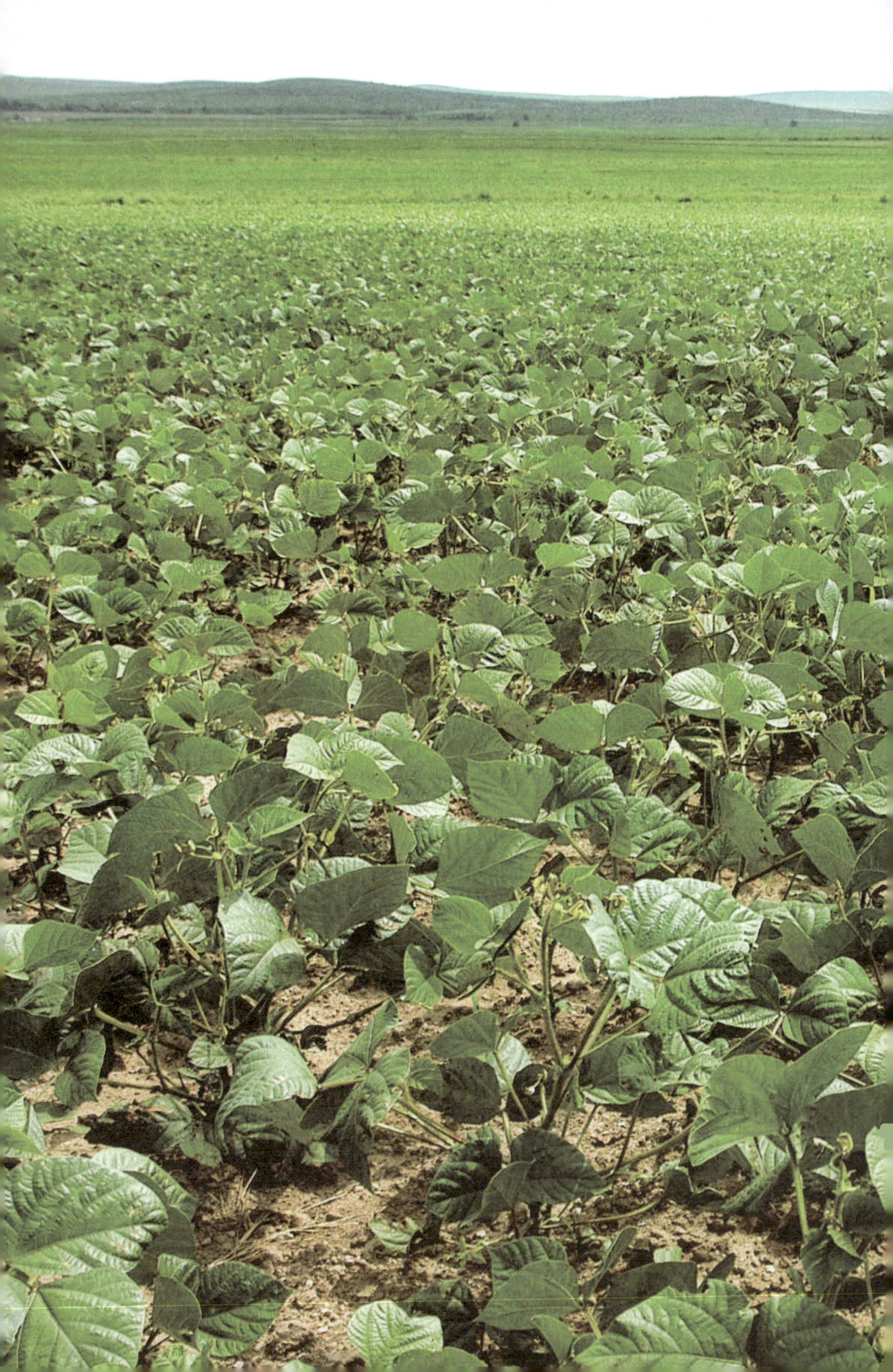

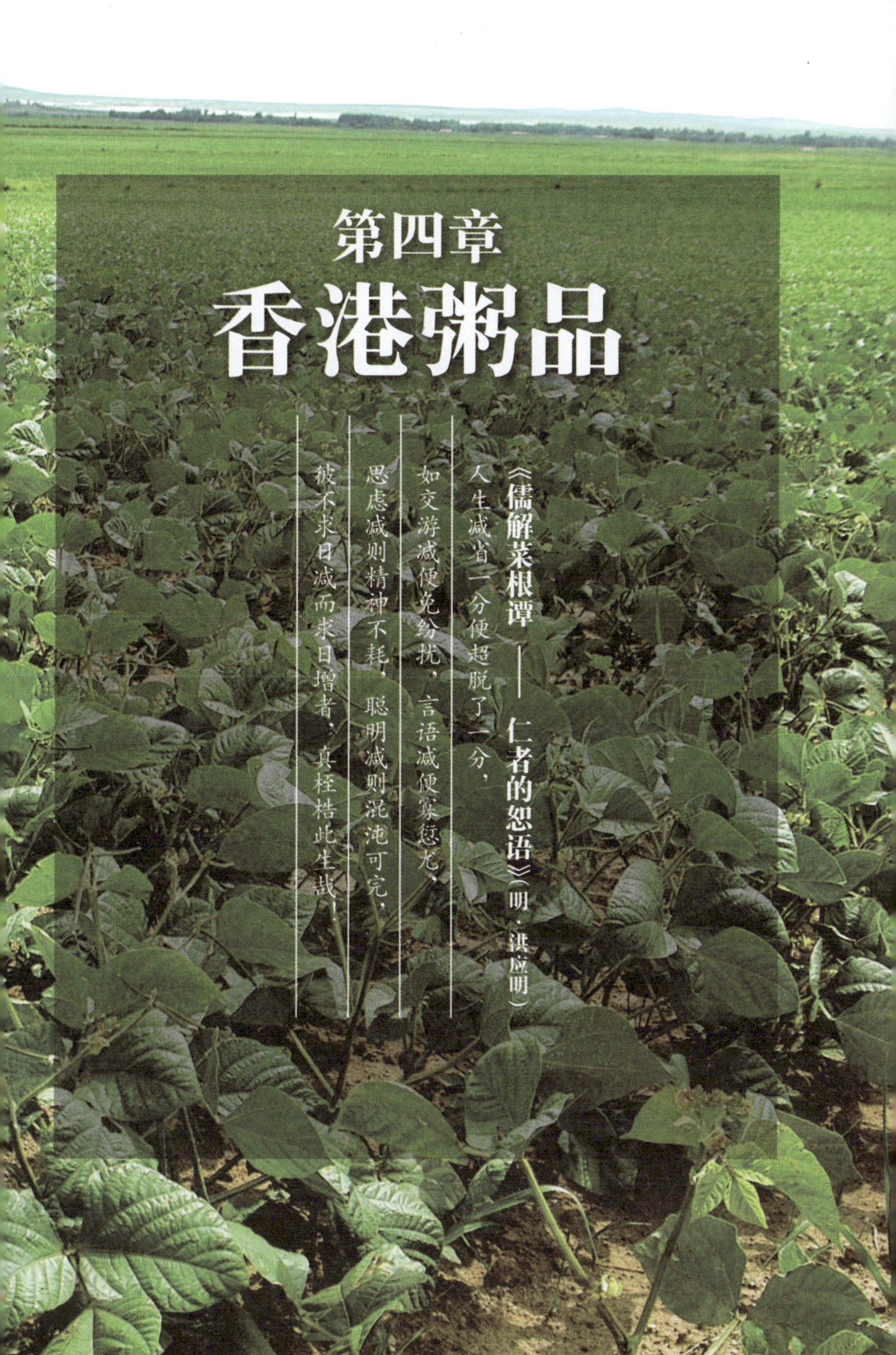

第四章
香港粥品

《儒解菜根谭——仁者的恕语》（明·洪应明）

人生减省一分便超脱了一分，
如交游减便免纷扰，言语减便寡愆尤，
思虑减则精神不耗，聪明减则混沌可完，
彼不求日减而求日增者，真桎梏此生哉！

香港粥品种类

香港有各式各样的粥品，从平价的白粥到贵价的燕窝粥，雅俗共赏，丰简由人。按原料分类，不同的食材与米加水同煲便可煮成不同的粥品，粗略可分为素食、猪、牛、鸡、杂肉、海产/海鲜/河鲜等六大类，还有几种原料放在一起，可称为混合类。按口味分类：咸粥类、甜粥类。以烹调方法分类：有老火粥和生滚粥。以成品形态分类，中国有成品粥，如即食罐头粥或碗装粥出售，如八宝粥；街市里还有"即溶粥"；OK便利店里有"一叮粥"。

据问卷调查资料显示，约有62%的香港人最注重粥品的口感和味道，故香港人较多以猪类（猪肉、猪内脏）、海产/海鲜/河鲜类、牛类（牛肉、牛胃）、鸡类、杂肉类（田鸡、菜干、蚝豉、皮蛋）等作为煮粥材料。

受访者（200位香港人）喜欢吃的15款粥品为皮蛋咸瘦肉粥、艇仔粥、白粥、鲍鱼鸡粥、牛肉粥、柴鱼花生粥、潮州蚝仔粥、生滚鱼片粥、蟹粥、菜干猪骨粥、及第粥、鸡粥、鱼类粥、生滚猪内脏类粥、鸡蟹粥。

香港特色粥品

谈香港的特色粥品，先要说"白粥"。粥中没有放佐料的粥就称为白粥。将"白粥"列为香港的特色粥品，是因为它的"粥底"作用。上好的白粥，以丝苗白

白粥

★ 注：本章内容之统计数据，为笔者2012年2月在互联网上搜集全香港约600家有粥品供应的食肆资料，并根据食评者对粥质量、价钱及粥店的卫生情况等评价，将它们整理及排序。之后，亲自到香港岛、九龙半岛、新界及离岛评价较高的食肆做实地考察。与此同时，笔者亦撰写调查问卷，通过电邮直接或间接发送给受访者。从回收的200多份问卷中，删除未完成的无效问卷，取其200份做进一步研究，尝试从统计得出的资料中，分析受访的香港人吃粥的方式是否健康，以及香港粥在食疗作用上是否存着有待改善的地方，并提出一些具体的建议，以增强粥对人体健康的功效。

米明火煮成，讲求的是软、绵、滑。一般白粥没有味道，吃的时候可加入盐来调味。部分食肆会用上汤来煲粥（上汤通常用大地鱼之类熬成），因此，那些食肆里的“白粥”吃起来也是味道浓浓的。烹煮白粥时，也有人加腐竹及白果。白粥具有养胃生津、利膈润肠的功效。

“艇仔粥”最早来自广州荔湾一带，由在河面上撑小艇的小贩供应游人，故名“荔湾艇仔粥”。艇仔粥的主要配料为碎鱼肉、瘦肉、碎油条、花生、葱花，亦有的加入猪皮、海蜇、碎牛肉、鱿鱼等。艇仔粥以粥滑软绵、芳香鲜味闻名，具有补虚健脾、滋阴补血、益气除烦等功效。在广州、香港以至海外各地的广东粥品店，艇仔粥都是必备的食品。艇仔粥的行内术语为“一弯”。起锅加上炸花生仁、薄脆，吃时加上白胡椒粉，味道会更好。

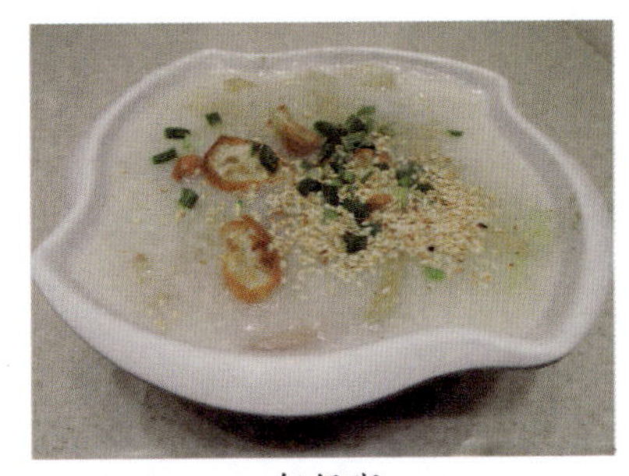

艇仔粥

“沙田鸡粥”原创于香港沙田，为广东和澳门地区常见的食品。以米熬成粥水，再把去血水的半边鸡或白切鸡入锅煮 1 ～ 1.5 小时，再放已出水的另半边鸡入锅再煮 10 分钟即成。半只鸡连同一齐煮过的鸡令粥有鲜鸡味，但因鸡已煮过火，口感很老和粗，所以，要以另外后加的鸡令鸡肉嫩滑，这是香港独创的一道很美味的粥品。4 人份量的材料包括嫩鸡 1 只，干元贝 4 枚，大米 300 克，生姜、葱各适量，食盐少许。具有滋养气血、补虚养胃、强筋健骨、调经止带的功效。

“皮蛋瘦肉粥”是一种很常见的粥，以切成小块的皮蛋及咸瘦肉为配料，在香港很受欢迎，所有粥面专门店及中式酒楼都必备。不过，不同餐厅的煮法略有不同：有的以搅碎了的猪肉，亦有以切成丝的猪肉。采用不同的瘦肉，会为粥带来不同的口感。有人会在进食前加上葱花或薄脆。另外，亦有从皮蛋瘦肉粥演变而成的皮蛋肉片粥，采用了新鲜的肉片，而不是腌过的咸瘦肉作配料。行内简称“皮蛋瘦”，又称为“有味粥”。4 人份量的材料包括皮蛋 2 只，瘦猪肉 400 克，瘦猪排骨 300 克，大米 300 克，生姜 6 克，葱适量。具有健脾胃、助消化、滋阴润燥、泻肺热、去虚火的功效。

此外，还有很多，例如，瑶柱白果粥，清雅高贵；龙虾粥，透着贵气；还有鲍鱼鸡粥、黄油蟹粥等，数不胜数。菜心嫩茎切成小片，在粥里一滚便起，称为菜心粥。将新鲜鲍鱼切薄片滚粥也十分清鲜。特别是在渔港吃有名的蟹粥，揭开盖热气腾腾，浮着一层蟹油。粥煮黄了，小螃蟹煮白了，真是人间粥之极品。

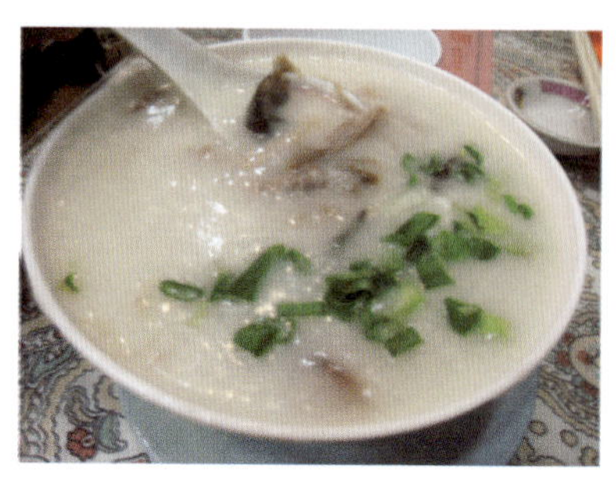

皮蛋瘦肉粥

粥事知多点 “及第粥”的来由

“及第粥”是把肝片、腰片、粉肠、肉片、肉丸一起下锅滚熟。猪内脏又称“杂底”，美化为“及第”，成为卖点。相传，状元及第粥的名称源自广东状元伦文叙的故事。伦文叙年幼家贫，居于广州西关小巷，以卖菜维生。有一天，他卖菜后经过一间卖粥的食店，虽然很饿但因没有钱而只在门外哽咽。店主可怜他，便给了他一碗用猪内脏熬的粥。伦文叙心里十分感激，中了状元后便回粥店感谢店主，把粥题名为状元及第粥。及第粥讲究粥底绵滑，白米粥熬到米粒全化。客人点时，舀入小锅烧滚，加猪心、猪肝、猪肠等猪内脏，滚熟后盛碗；撒花生仁，切碎油条，伴小碟鸡蛋散上桌。此粥有补肝明目、养血补虚、滋养身体的功效。

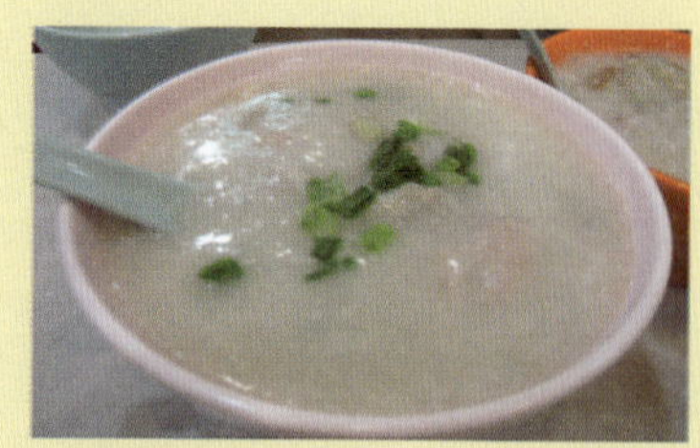

香港粥品烹调方法

广东粥的烹调方法

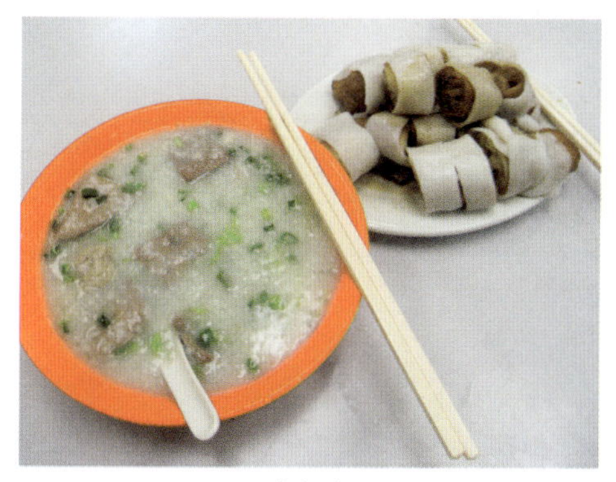

猪肝粥

广东粥的烹调方法是将淘过的白米用水泡一段时间（有人认为，最好用清水将米浸泡过一夜后沥干，放入适量花生油搅拌，目的是使粥更滑。将热水倒入煲内时，动作要慢，避免把米表面的油冲出来）。开始煮粥时，水要一次加足（米和水的比例为1:10），切忌中途加水。用大火把粥煮滚后，将锅盖揭至露出气口。再改中火，并要细心地看火，因火太猛时，粥上面层的“米油”会焦化发黄，但火太小又很难使粥“糊化”。最好把粥煮至沸而不溢，米粒便会易糊化，粥渐浓稠，米香也即散出。

另外，广东粥主要分为老火粥和生滚粥两种烹调方法，老火粥像老火汤一样，是将米、材料和水同时放入煲中熬煮，使材料的精髓和味道慢慢与粥混合。熬煮老火粥一般会选用经得起长时间煲煮及味道较浓重的材料，例如陈肾、菜干、猪骨等。生滚粥主要在一个好的白粥底，根据客人的喜好加入各类新鲜的材料，例如，猪肝、牛肉、田鸡（青蛙）、水蟹等，用猛火将粥煮滚即成。

潮州粥的烹调方法

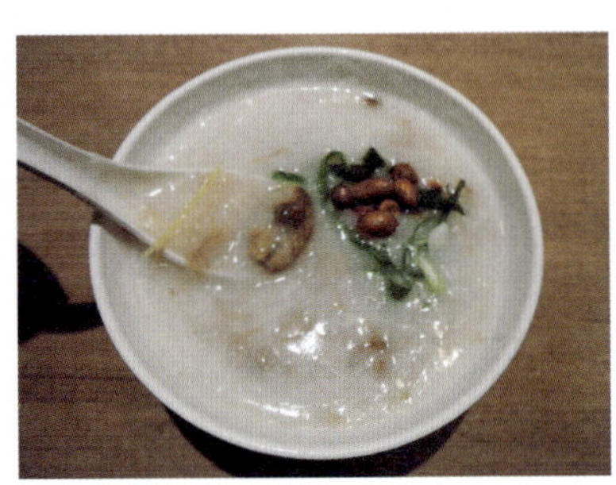
蚝仔瘦肉粥

潮州粥是米粒与水清楚分开，与一般绵稠的广东粥不一样。煲潮州粥，米水比例与广东粥一样，也是1:10。先用大火煲滚约20分钟，然后熄火焗大约30分钟至米粒“开花”。由于煮粥时间不及广东粥长，所以粥煮好仍有很多水分，看似汤泡饭。煮潮州肉碎蚝仔粥时，因新鲜蚝仔味带鲜腥，故常以芹菜和胡椒辟除腥味；潮州人喜欢用海鲜煮海鲜粥作早饭或夜宵。

福建粥的烹调方法

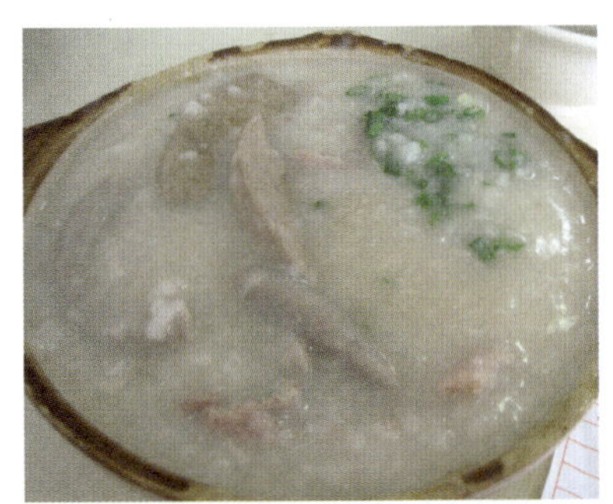
猪肝瘦肉粥

福建白粥材料只有白米和清水，水量比广东粥少。由于注重米香和外观，因此不会把米煮烂，也不会过分搅拌，以免破坏米花的形状。由于水量少，煮粥时一定要小心看炉火，并经常轻轻搅拌以免煮焦。因为福建白粥浓稠，故可单以筷子食用。福建咸粥就是随个人喜好加入材料，例如，香菇、鱼和瘦肉等。粥比福建白粥稀，但比广东粥浓，吃时多加入酱油调味，佐以菜脯、炒花生仁、肉松、小鱼干、煎鸡蛋或蚵仔煎等。

香港粥店的烹调方法

传统上，煮粥要用明火，由夜更师傅负责。从凌晨一点至早上六点煮粥，要煮4～5小时。以往做法，因为米是沉底的，若不搅拌，米很容易烧焦。为了解决烧焦粥的问题，有的粥店改用电的粥塔，代替明火煮粥。新系统完全不需要人工搅拌白粥，员工只需在晚上将米腌好，倒进粥塔，开启定时按钮就能下班。翌日早上回来，一锅新鲜又绵软的粥就已经煮好。系统将粥塔连接到地下运输管，将热粥直接输送到吧位，安全又卫生。煮粥的米跟烧饭的米不同，用来煮粥的米胶性要较强，因为要有黏性，令水跟米融为一体。米的胶质跟水分要达到一定比例。

要令白粥更绵，原来行内有个传统秘方，是煮粥前先将米腌制，在腌制的过程中放进油和皮蛋，因皮蛋是碱性非常强的食物，在较长的煮粥过程中，皮蛋慢慢融化，令整锅粥出现相对碱性的环境，淀粉在碱性的环境下黏稠度会提升，所以感觉比较绵。要缩短煮粥的时间及更快变绵，可先将米浸水，然后放进冰箱。这样大约煮20分钟粥就会变得很绵。

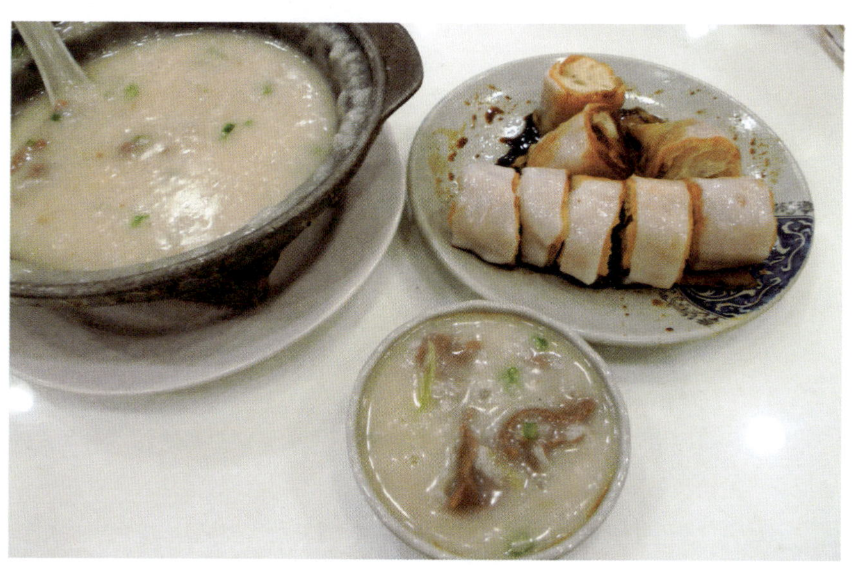

香港粥店的粥品

香港粥品与保健

保健功效

香港人除了注重煮粥食材新鲜、煮法美味之外，更重要的是注重保健和治疗作用。有些讲究养生之道的香港人，煮住家粥时会加入有药用价值的配料，如莲子、薏苡仁、百合、扁豆、红枣、山药、核桃等，或含蛋白质丰富的肉类，或含大量维生素的深色蔬果等，不但营养丰富、味道鲜美，而且更具有滋补、祛病和养生的功效。

中医认为粥养胃气、健脾和胃、生发胃津、补益阴液、补虚损，最宜养人。民间流传的《粥疗歌》介绍了药粥的材料及功能："…… 清退高热症，煮粥加芦根；血压高头晕，胡萝卜粥灵；要保肝功好，枸杞煮粥妙；口渴心烦躁，粥加猕猴桃……"

食用人群

婴孩

在古代，人们常以仲秋为食粥时节，且多以粥哺养婴幼儿，补益老弱病患者。由于婴孩的消化系统功能未完全发育好，在断奶前后期，香港人一般都跟随传统的中式饮食习惯，会用鱼、猪、牛和鸡等肉碎及青菜丝煮烂粥喂饲婴孩，以补充营养及作为吃成人食物的过渡。

老龄人士

老人家的消化系统功能日渐衰退，吃粥对他们的身体更有益处。调查资料显示，年纪稍长的香港人较喜欢吃粥，是因为粥较清淡，易消化。佛家所说，粥有十利："资色、增力、益寿、安乐、辞清、辩说、消宿食、除风、除饥、消渴。"已详细说明老人家爱吃粥的原因。一碗平平无奇的菜干猪骨粥，已经胜过人间的珍馐百味。

患病人士

白粥，是患者的最佳选择。问卷调查资料显示，约有 40% 的受访者只会在胃口欠佳或生病时吃粥。特别患肠胃炎时，白粥比任何药物更有效加速痊愈。

白粥又称为“米皇”或“斋粥”，其性味甘平，归脾、胃、肺经，可健脾和胃、补中益气，益五脏，壮气力，是中国人传统的食疗智慧，也是香港人的食疗文化。白粥的精华在于粥面上浮着的一层细腻、黏稠、形如膏油物质的“米油”，南方人称“粥水”，北方人又称作“粥油”。米油是以慢火熬粥，从米释放出来的营养物质，能滋阴补精。米有良好的健脾胃、补中气的功能，前人对此倍加赞誉。粥油宜空腹吃，加入少量海盐，可达引“药”入肾经的作用，以增强粥油补肾益精的功效。

药粥也是中国医学的瑰宝之一，有着悠久的历史。湖南长沙马王堆汉墓出土的 14 种医学方剂书中，有记载服食青粱米粥治疗毒蛇咬伤，用加热的石块煮米内服治肛门痒痛等方剂。《医药六书药性总义》记载：“粳米粥为资生化育神丹，糯米粥为温养胃气妙品。”因此，米谷同煮的药粥具有健脾益胃，补益“后天”的功效。与米谷同煮的药物，随着其性味功用的不同而有别。对于感冒引起的高热不退、肺热喘咳、头痛、无汗和烦躁，发汗豉粥有发汗和清热作用。温热病人口渴多饮、心烦、目赤、口舌生疮和小便黄赤，吃竹叶粥，能清心火、除烦热和利小便。药粥不但能“祛邪”，也能“扶正”，吃不同的药材煮的药粥，能补气、血、阴、阳和五脏。

注重养生人士

粥含有多种营养物质，被古人誉为“神仙药”。粥，寓疗于食。药物与米谷同煮为粥，寓防治疾病于日常饮食之中，药疗与食疗结合，能发挥药、食双补的功效。珠玉二宝粥以补气，龙眼肉粥以补血，玉竹粥以补阴，雀儿药粥以补阳，甘松粥以健脾胃。通过调整人体的气血阴阳以及脏腑间的相互关系，达到滋养强壮，补益机体，甚至抗老防衰、延年益寿的目的。

注重美容、纤体人士

由于粥是低热量、清淡的食物，故成为许多女士早餐及夜宵的选择。一些注重美容的人或许知道荷叶粥可以减肥，首乌加核桃和芝麻煲粥可以乌发，薏仁粥可以减轻生疣、疱。其实，许多养生滋补药如人参、黄芪、山药、莲子、枸杞子、桂圆肉、麦门冬、芡实、菊花等都可用来煮粥。其功效大都能延缓衰老和驻颜，达致美容目的。

此外，晚上多喝酒应酬的男士，翌日早上，粥便成了他们去宿醉的最佳选择。过去有些人只有在生病时才吃粥，如今，粥成为了大部分消化能力弱的人士理想的日常健康食品。

食粥季节

香港人吃粥习惯，也由早期一般人的早餐，发展至今天约有41%香港人习惯于早餐或随时吃粥。而且一年四季所吃粥品种类大同小异，没有什么变化。其实，中国自古有“春食荠菜粥、夏食绿豆粥、秋食莲藕粥、冬食腊八粥”之说，颇具四时食补之道，主张食用药粥宜顺应季节。中医认为，春天温和宜升补，可用山药、杏仁、胡萝卜、菠菜等煮粥；夏天炎热宜清补，可用绿豆、荷叶、菊花、薄荷等煮粥；秋天干燥宜平补，可用芝麻、核桃、苏子、雪耳等煮粥；冬天寒冷宜温补，可用羊肉、生姜、肉苁蓉、鹿角胶等煮粥。

香港人食粥习惯

食粥的时间

20 世纪四五十年代的香港，大多数香港人每日的早餐都是吃住家粥。往后数十年香港人的饮食习惯已随着忙碌的生活节奏而有所改变。现今的香港，分别大约只有 40% 的受访香港人在早餐或任何时间吃粥。48% 的受访香港人平均每月只吃粥 1 ～ 5 次，34% 次数不定，只会在身体不适或没有胃口时才吃粥；而其他不大喜欢吃粥的人在身体不适或生病时也会吃粥。

食粥的地点

家庭粥品

问卷调查资料显示，约有 21% ～ 38% 喜欢吃粥的受访者，有空或有需要时，会因应个人和家人的喜好和体质需要，选择材料在家煲粥吃。

一般住家粥

一般家庭煮白粥时会加入适量的陈皮以和胃，加入去壳去芯的白果及腐竹以增加清香和口感，而且一定不会加味精。好些住家粥在食肆难以吃到，例如，福建白粥、蚝豉皮蛋发菜粥、芥菜／菜干咸猪排骨粥、各种素食粥和番薯粥。

患者的住家粥

为患者煮的住家粥，一般是白粥加入适量的陈皮以和胃，或因应患者病情需要而加入适量盐或姜片。另外，山药炒扁豆粥，有健脾止泻的功效，最适合肠炎及大便泄泻人士服用。

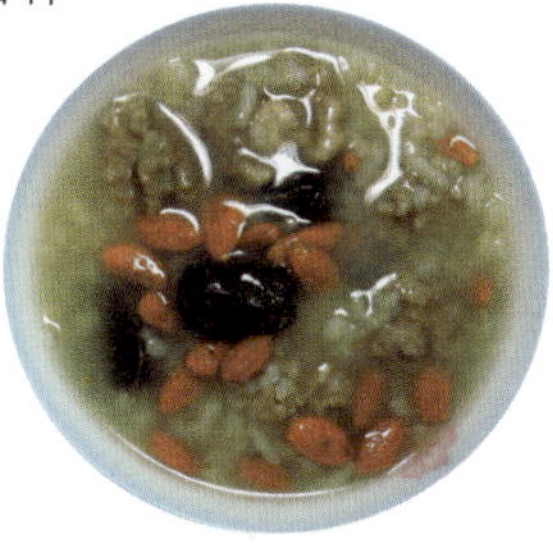

枸杞红枣核桃粥

住家保健甜粥

山药粥、竹蔗茅根粥、薏仁扁豆去湿粥、绿豆粥、糯米红豆／黑豆粥、小米红薯粥、桂圆肉小米粥、花生仁麦米／红米粥、眉豆糖粥、糯米银耳莲子粥、百合赤小豆／莲子／薏米粥、芋头／麦米黑糯米粥、枸杞红枣核桃粥、五宝／八宝糯米粥、五色米粥、五谷糯米粥、五豆糙米粥、浮小麦粥等等。

食肆粥品

据统计资料显示：约有62%的受访者最注重粥品的口感和味道。

为迎合不同顾客的口味，不同食肆供应的粥品种类之多，数之不尽。从牛、猪、鸡、杂肉、海产／海鲜／河鲜、素食等六大分类中，在香港食肆可吃到的粥品大概如下（见表1至表7）。

表1　牛肉／牛什类粥品

名　称	原　料
生滚滑牛肉粥	鲜牛肉片、粳米
碎牛肉粥	碎牛肉、炸粉丝、粳米
鲜牛肉丸粥	鲜牛肉丸、炸粉丝、粳米
生滚牛百叶粥	牛百叶（牛的蜂巢胃）、粳米

表2　猪肉／猪内脏粥品

名　称	原　料
生滚肉片粥	猪瘦肉、粳米
生滚猪心粥	猪心、粳米
生滚猪肝粥	猪肝、粳米
生滚猪腰粥	猪腰（猪肾脏）、粳米
生滚猪肚粥	猪肚（猪胃）、粳米
生滚猪粉肠粥	猪粉肠（猪小肠）、粳米
生滚猪生肠粥	猪生肠、粳米
生滚猪内脏／猪肉丸	猪内脏（猪肝、猪肾、猪胃和猪小肠等）、猪肉丸、粳米

续表

名　称	原　料
双拼/三拼粥	猪肉丸、粳米
及第粥	猪肝、猪肾脏、猪胃、猪小肠、猪肉片和猪肉丸等
猪红粥	猪红（猪血）、粳米
咸瘦肉粥/瘦肉粥	咸瘦肉/瘦肉、粳米

表3　鸡肉类粥品

名　称	原　料
手撕鸡粥	去骨皮鸡肉、粳米
鸡粥	鸡肉、粳米
咸鸡粥	咸鸡肉、粳米
鲜鸡翼粥	鲜鸡翼、粳米
鸡杂粥	鸡肫（鸡胃）、鸡肝、鸡心、鸡胸肉、粳米

表4　杂肉类粥品

名　称	原　料
皮蛋咸瘦肉粥	皮蛋、咸瘦肉、粳米
咸蛋瘦肉粥	咸蛋、瘦肉、粳米
艇仔粥（正宗）	鲜鱼片、鲜虾仁、石螺肉、油条片、碎牛肉、脆炒花生仁、海蜇丝、土鱿丝(干鱿鱼丝)、粳米、炸猪皮丝、炸粉丝、叉烧丝、煎蛋丝、火鸭丝(注：现在一般的艇仔粥很少有鲜虾仁、石螺肉、油条片、叉烧丝、煎蛋丝和火鸭丝)
柴鱼花生粥	柴鱼、花生仁、粳米
菜干猪骨粥	菜干、猪骨、粳米
竹荪瘦肉粥	竹荪、瘦肉、粳米
鸡蟹粥	鸡肉、水蟹、粳米
带子滑鸡粥	带子、鸡肉、粳米
鲍鱼鸡粥	鲍鱼、鸡肉、粳米
鲍鱼鸡丝粥	鲍鱼、鸡丝、粳米
北菇手撕鸡粥	去骨皮鸡肉、北菇、粳米

续表

名 称	原 料
1. 鱼片/猪肝/滑牛肉/碎牛肉双拼/三拼粥	1. 鱼片、猪肝、滑牛肉、碎牛肉、炸粉丝、粳米
2. 北菇鱼汤粥	2. 北菇、鱼汤、粳米
3. 心肝宝贝粥	3. 猪心、猪肝、元贝、鱼汤、粳米
4. 蚝豉瘦肉粥	4. 蚝豉(干蚝)、瘦肉、粳米
5. 生滚猪内脏/滑鸡双拼/三拼粥	5. 猪内脏、滑鸡、粳米
6. 双牛窝蛋粥	6. 碎牛肉、牛肉片、鲜鸡蛋、粳米
7. 生滚田鸡粥	7. 田鸡(青蛙)、粳米
8. 生滚田鸡拼杂肉粥	8. 田鸡(青蛙)、各种猪内脏、鸡肉、牛肉、粳米

表5 海鲜/河鲜类粥品

名 称	原 料
生滚鱼片粥	鲜鱼片、粳米
生滚泥猛粥	鲜泥猛、粳米
生滚鲮鱼肉粥	鲜鲮鱼胶(剁烂、搅拌及挞拌至鱼胶液膨大)、粳米
生菜鲮鱼球粥	生菜、鲮鱼球、粳米
鱼蓉粥	鲮鱼肉/大眼鱼肉/黄花鱼肉/泥猛鱼肉、粳米
石斑球粥	石斑肉、粳米
鲜鱿粥	鲜鱿鱼、粳米
潮州蚝仔粥	鲜蚝仔、粳米
珍珠蚝仔粥	鲜蚝仔、粳米
鱼头嘴粥	鲜鱼头嘴、粳米
鱼云粥	鲜鱼云(鳙鱼头)、粳米
鱼腩粥	鲜鱼腩、鲜鱼汤、粳米
鱼腩鱼骨粥	鲜鱼腩、鲜鱼骨、鲜鱼汤、粳米
猫王靓鱼骨粥	鲜鱼骨、鲜鱼汤、粳米
鲜鱼鳔粥	鲜鱼鳔、鲜鱼汤、粳米
鲜鱼汤底粥	鲜鱼汤、粳米
拆肉泥猛粥	泥猛肉、鱼汤、粳米

续表

名　称	原　料
水蟹粥	水蟹、鱼汤、粳米
虾球粥	鲜虾球、鱼汤、粳米
鲍片/原只鲍鱼粥	鲍片/原只鲍鱼、粳米
鲜带子粥	鲜带子、鱼汤、粳米
白鳝球粥	白鳝球、鱼汤、粳米
黄鳝粥	黄鳝、粳米

表6　素食类粥品

名　称	原　料
白粥	粳米、腐竹/粳米、果皮/粳米
白果粥	白果（银杏）、腐竹、粳米
潮州白粥	粳米
菌类素粥	杂菌、粳米
燕窝粥	燕窝、粳米
玉米杂菌粥	玉米、杂菌、粳米
豆类咸粥	各种豆类、盐、粳米

表7　素食类甜粥品（糖水）

名　称	原　料
豆类粥	各种豆类（如红豆、绿豆、眉豆）、糖、粳米
海带绿豆粥	海带、绿豆、糖、粳米
八宝粥	燕麦、绿豆、花豆、麦片、红豆、花生仁、桂圆、糖、糯米
麦米糯米粥	麦米、糯米、糖
黑糯米粥	黑糯米、糖
桂圆黑糯米粥	桂圆肉、黑糯米、糖
芋头腰豆黑糯米粥	芋头、红腰豆、黑糯米、糖
莲子百合腰豆粥	莲子、百合、红腰豆、糖、粳米
花生麦米/红米粥	花生仁、麦米/红米、糖、粳米
南瓜粥	南瓜、糖、粳米

食粥习惯比较

香港主要不同族群吃粥习惯，无论在常吃粥品的种类、煲粥材料、煲粥方法，以至粥伴食品，都很不相同。

香港人一般较多以咸猪肉、猪内脏、海产/海鲜/河鲜类、牛肉、鸡类、皮蛋等作煮粥材料。其中生滚猪内脏粥，因胆固醇含量高、生滚烹调法存在不卫生风险等原因，其对健康的影响备受争议。香港特别行政区食物环境卫生署于本地屠房抽样化验，发现30%约4个月大的猪肝脏均含有戊型肝炎病菌。2005年研究显示，日本北海道32名证实感染戊型肝炎的患者中，26人发病前曾吃猪肝或猪肠。

受访香港人最爱吃的皮蛋咸瘦肉粥对健康也有不利之处，特别是发育中的儿童，皮蛋的含铅量颇高，影响发育中儿童的脑部发育；而咸瘦肉含盐量颇多，食之过多也会影响人体健康。另外，香港人的粥伴食品虽然多种多样，但是多为煎炸及盐腌食品，而且有约83%香港人吃粥时习惯吃油条或炸两等伴食品，亦对身体健康不利表（见表8至表11）。

表8　香港主要不同族群吃粥习惯比较——常吃粥品的种类

一般受访香港人	祖藉潮州的香港人	祖藉福建的香港人
皮蛋咸瘦肉粥	潮州蚝仔粥	福建白粥
艇仔粥	潮州白粥	福建咸糜
白粥	潮州戏棚粥	
鲍鱼鸡粥		
牛肉粥		
柴鱼花生粥		
潮州蚝仔粥		
生滚鱼片粥		
菜干猪骨粥		
蟹粥		
及第粥		

续表

一般受访香港人	祖藉潮州的香港人	祖藉福建的香港人
鸡粥鱼类粥		
生滚猪内脏粥		

表9　香港主要不同族群吃粥习惯比较——煲粥材料

一般受访香港人	祖藉潮州的香港人	祖藉福建的香港人
海产/海鲜/河鲜类、猪、牛、鸡、杂肉类	海鲜如蚝仔和鱼等	白粥只有米和清水；咸粥有香菇、鱼和瘦肉等

表10　香港主要不同族群吃粥习惯比较——吃粥时间

一般受访香港人	祖藉潮州的香港人	祖藉福建的香港人
早餐或任何时间	每日三餐，甚至夜宵	早、午餐

表11　香港主要不同族群吃粥习惯比较——常吃的粥伴食品

一般受访香港人	祖藉潮州的香港人	祖藉福建的香港人
油炸鬼	炸花生仁	炒花生仁
炸两	炸咸鱼仔	肉松
芽菜豉油皇炒面	咸萝卜干	菜脯
虾米肠粉	菜脯	小鱼干
牛脷酥	榄仁	煎鸡蛋
豉油皇炒米粉	酱瓜	蚵仔煎
煎萝卜糕	梅菜	酱油
煎虾米肠粉	咸菜	
咸肉粽	咸蛋	
蒸萝卜糕	咸猪肉	
素肠粉		
咸煎饼		
煎堆		
煎饺子		
煎素肠粉		

小结：

约有 60% 的香港人喜欢吃粥，42% 香港人最喜欢吃皮蛋咸瘦肉粥。而那 8% 不喜欢吃粥的香港人，在生病时也会吃粥，显示粥已被广泛融入香港人的饮食文化之中。

约有 41% 香港人习惯于早餐或随时吃粥。

约有 38% ～ 59% 香港人习惯自己或与家人在家吃住家粥。

喜欢吃粥的香港人中，约有 62% 注重口感及味道。

香港人选择吃粥地点的主要原因：约有 37% 是方便就近；其次，分别是味道好、有品质保证及质量较好，各占 31%。

约有 48% 香港人平均每个月吃粥 1 ～ 5 次。另有 14% 香港人平均每个月吃粥的次数超过 5 次。

香港人的粥伴食品多样化，但颇多盐腌制及煎炸食品；83% 香港人吃粥时习惯吃油条或炸两等伴食品。祖籍潮州的香港人的粥伴食品虽然较广东人少，但是大多是盐腌制食品。祖籍福建的香港人较少粥伴食品，但较祖籍广东的香港人及祖籍潮州的香港人的更为健康。

香港吃粥的人中，或多或少是为了保健和身体健康。可是，繁忙及紧张的生活节奏导致喜欢吃粥的人减少吃粥的次数；粥品商业化及只注重粥品的味道等因素，未能普及使用山药、莲子、枸杞子、芡实、红枣等药材来煮有益健康的药粥，使香港人并未足够重视粥的养生价值。

虽然在研究过程中，从受访粥店老板、伙计及食客口中，笔者发现不少香港人开始注重养生，少吃用猪内脏煮的粥。可是，不少香港人并不知道，香港很多粥品的选料及烹调方法，若长期食用甚至有可能会危害吃粥者的健康。

TIPS

- 煮粥时，要彻底将肉类材料煮熟，特别是猪内脏类，以避免感染戊型肝炎。
- 减少以胆固醇含量高的猪内脏煮粥，多以蔬果、豆类、菌类等作煮粥材料。
- 减少吃食肆供应的煎炸及盐腌粥伴食品。
- 多用山药、莲子、枸杞子、桂圆肉、芡实、红枣等药材来煮粥，不但能抗衰老和驻颜，达致美容目的，同时更可补气、血、阴、阳和五脏。
- 多用红米、糙米、小米等代替白米煮粥，有助于糖尿病患者平衡血糖水准。
- 适当利用现代有效、创新的煮粥方法。先将米浸水，然后放进冰箱，这样粥煮大约20分钟就变得很绵。既节省时间，又可增加吃住家粥的次数。
- 适当利用现代科技煮粥器，节省人手及时间。晚上睡觉前，将米及材料倒进有煮粥功能的电饭锅内，开启定时按钮，翌日早上粥就煮好。大大符合香港人喜欢随时吃粥、适合个人和家人口味及体质、方便快捷、受家庭饮食习惯影响、不想吃太饱等需求。
- 多与家人在家吃住家粥，不单是很好的食疗养生法，更有助于增进亲情，是一种很好的情志养生法。

专题

香港粥文化

香港粥文化的历史

受一般广东粥文化影响

根据《周书》记载，黄帝时期开始“烹谷为粥”，可见中国人吃粥的历史悠久。粥对人体健康大有益处，是中国人普遍喜欢吃的食疗佳品。香港地处亚热带，为食米区之一，邻近广东，地理环境及气候与广东相似，多沿海地方，香港人吃粥的文化深受广东影响。民间流传的《南粤粥疗歌》：“要想皮肤好，粥里加红枣。若要不失眠，煮粥添白莲。心虚气不足，粥加桂圆肉。消暑解热毒，常食绿豆粥。乌发又补肾，粥加核桃仁。梦多又健忘，粥里加蛋黄。”足以证明广东人不单很喜欢吃粥，而且擅长用各种食材煮粥，以加强粥的食疗作用。除歌词中提及的食材外，各种海产、海鲜、肉类、猪内脏、药材、蔬果等都是广东人常用的作粥材料。

香港历来有讲究滋补、善于调养的饮食习惯，而粥食集营养丰富、容易消化等特点为一体，是最佳的疗养膳食之一，因而，被广泛融入于香港的饮食文化之中。所以，香港食肆中，除了粥品专门店外，大排档、茶餐厅、酒楼、斋菜馆、甜品店和速食店都有不同种类的粥品供应。

香港人喜欢吃的艇仔粥，根据几家受访粥店老板说是由昔日广州西关荔枝湾水上的艇户所创制。当时荔湾艇家将鲜鱼片、鲜虾仁、石螺肉、油条片、碎牛肉、海蜇丝、土鱿丝（干鱿鱼丝）、炸猪皮、炸粉丝、叉烧丝、煎蛋丝、火鸭丝等煮成粥后加上脆炒花生仁、姜丝和葱花，卖给其他艇家或船客，以帮补生计。因材料新鲜，鲜甜香滑，故很受欢迎。后来，传统的艇仔粥文化亦从广州西关荔枝湾水上延伸到香港陆上；从前材料丰富的广式艇仔粥亦已演变成材料简单的港式艇仔粥。例如，深水埗基隆街“永隆粥店”的艇仔粥内只有炸花生仁、鱿鱼丝、炸粉丝和碎牛肉。根据几家受访粥店老板说，香港人爱吃的皮蛋咸瘦肉粥、牛肉粥、柴鱼花生粥、生滚鱼片粥、菜干猪骨粥、及第粥等，都是源自广东。

受潮州粥文化影响

香港人喜欢吃的肉碎蚝仔粥是潮州粥的一种。潮州虽然位于广东，但其食粥文化有别于其他广东模式。祖籍潮州的著名厨师甄文达在《潮人潮食》说：“潮州粥与广东粥煮法不一样，潮州粥一直用大火烹调，煮好的粥，水是水，米是米，有时候水比米还要多。潮州人一天三餐，甚至夜宵都是吃粥。潮州粥可以热吃，也可以放凉后享用。潮州人还喜欢以咸菜和菜脯伴粥，尝尝南姜和咸酸菜伴粥更有风味。”潮州人称粥为“糜”。香港潮州戏棚粥起源于20世纪五六十年代香港街头，临时搭建的中元节神功戏戏棚旁的熟食摊档，是用猪骨汤、猪腩肉、卤水鹅片、蚝仔、鳝鱼片、鱿鱼、干贝、方鱼、大地鱼干、冬菇丝、冬菜等煮成看似泡饭的稀粥。

受福建粥文化影响

香港也有不少福建人，他们都是爱粥一族。福建话跟潮州话相近，也称粥为

“糜”。福建人吃粥的文化也有别于广东模式，通常会用酱油调味，因此称为“咸糜”，颜色多为淡棕色，吃时加上葱花，佐以菜脯和炸花生仁，咸糜容易食用，特别受儿童和老人欢迎。

香港粥文化的兴衰

经济因素

粥，是从前大多数香港人的住家早餐。随着经济的发展，20 世纪四五十年代的香港，陆续开始有小贩用担挑挑着煮好的热粥沿街行走或摆在街边叫卖。之后，有卖粥和油器的大排档及戏棚粥档出现。时移世易，材料丰富、原产于香港、带有草根色彩的“戏棚粥”，在 20 世纪七八十年代已随着香港经济起飞而逐渐没落，现在只偶尔在潮州食肆发现它的踪影。现今的香港，除了粥品店外，一般茶餐厅、酒楼、斋菜馆、甜品店和速食店都有部分粥品供应。

近年，不少粥品连锁店如雨后春笋般陆续出现，而且分店越开越多。为争取年轻顾客光顾，这类粥品连锁店推出不少年轻人爱吃的粥伴食品，例如，酥炸云吞、酥炸鸡中翼、蚬介炸鲮鱼球等。

西风东渐

香港经过英国人百多年的殖民统治，西式饮食文化的普及，使传统的中式饮食文化深受冲击。尤其是现今的年轻人，从小习惯吃速食或汉堡包餐等，对粥的爱好没有年长一辈浓厚。据问卷调查资料显示，很多年轻人只会在身体不适或与家人一起吃饭时才会吃粥。一般情况下，年轻人早餐多在家或外出吃西式早餐，例如喝牛奶或咖啡、吃面包、吐司、三明治或煎肠仔双蛋。因此，以粥作早餐的人较从前为少。

生活习惯

白粥配油条是从前香港人常吃的早餐。现今香港人生活忙碌，分秒必争，粥的散热速度慢，不适合香港人紧张的生活节奏，正所谓“心急喝不了热粥”。吃热粥，对于赶着上学或上班的人来说，并非享受，而是苦差，忙中被粥烫伤是常有的事。因此，人们多不选择吃粥。久而久之，香港少了许多以粥作早餐、午餐的人。虽然现在香港人少了以粥作早餐、午餐，但仍然约有 60% 人喜欢吃粥；约有 41% 香港人习惯于早餐吃粥。

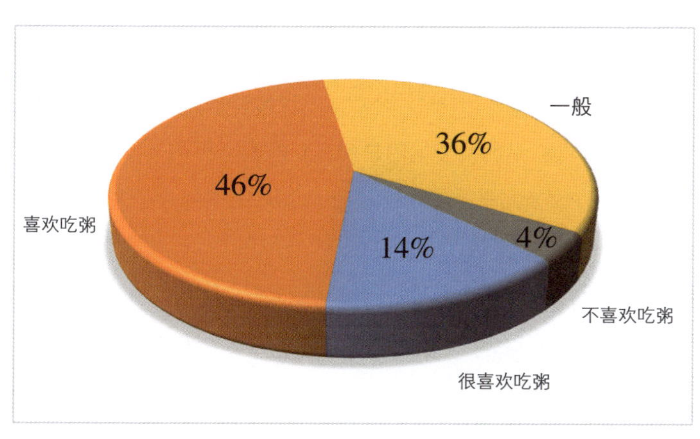

香港粥文化的特色

材料多样化、新鲜创新

现今的香港人比广东人不但擅长用各种食材煮粥，而且材料新鲜创新，例如：元朗“西关粥店”将虫草花作为各种粥品的材料之一。虫草花具有养肺明目、补益气血、滋补肝肾及平喘止咳等功效。又如：香港湾仔一家强调“全店出品，绝不加味精”的“靠得住粥品店”首创鲜鱼汤底煮粥，更荣登 2012 米芝莲食肆榜。

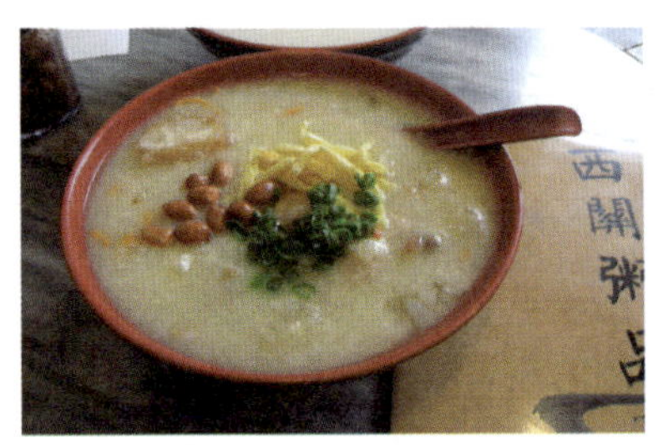

西关粥品

食肆多样化、方便快捷

香港吃粥的地方，有早期的住家、街边流动小贩摆卖档和固定位置大排档；中后期的粥品店、茶餐厅、酒楼、斋菜馆、甜品店和速食店，和今天的粥品连锁店。吃粥习惯，也由早期一般人的早餐，发展至今天习惯于早餐或随时吃粥。现今，各式粥品店或粥品连锁店，颇能满足香港人选择在那里吃粥时“方便快捷”的要求。

香港粥文化的形成原因

地理因素

香港属华南海洋性气候，气温湿度高，特别在夏季，容易因冻饮过量而致脾胃虚弱的人较多。加之闷热潮湿的天气影响人的脾胃功能，使人胃口欠佳，吃粥遂成为一个很不错的选择。香港海产丰富，于是香港人习惯以海产、海鲜或河鲜作为煮粥的材料，其粥品数不胜数。

经济环境

早期的香港人大多家庭成员较多、经济条件较弱，吃粥成为减轻经济负担的好方法。

消费人群

香港不但广东人多，而且也有很多潮州人及福建人，都是属喜欢吃粥的人群，大大促进了香港粥文化的形成。

消费习性

工作压力大、生活节奏快等因素，引致许多香港人罹患程度不同的胃口欠佳和消化不良的病症。而糜粥疗法是最适宜护养脾胃的。目前，无论因为个人体质需要，或因为不想吃得太饱，粥早已成为香港人重要的日常饮食之一，并牢牢地扎根于香港的饮食文化中。

附录：父亲的养生之道

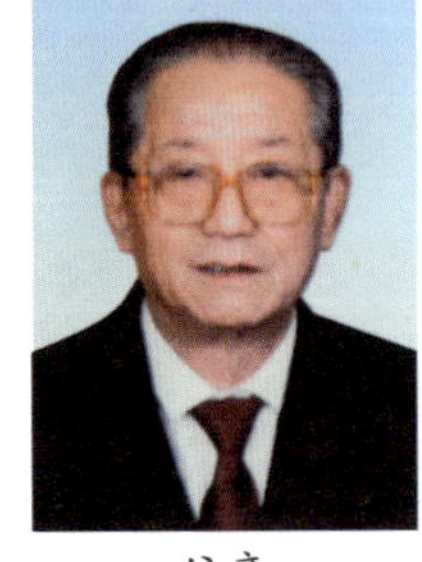

父亲

父亲是在母亲病逝后的第八个年头上走的。人们常说：恩爱夫妻，如果有一个人先走了，留下的那个很快也会离去。因为，几十年风雨同舟的生活已经将他们融合为不可分割的一个人，只有极少数十分幸运的人才能独自继续走完四年以上的人生之路。

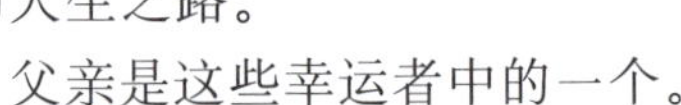

父亲是这些幸运者中的一个。

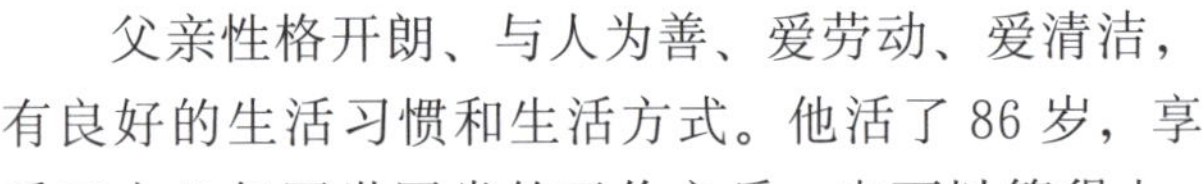

父亲性格开朗、与人为善、爱劳动、爱清洁，有良好的生活习惯和生活方式。他活了 86 岁，享受了十几年四世同堂的天伦之乐，也可以算得上一位有福、高寿的老人了。

父亲被生活最后击倒是在母亲去世后的第 6 年，一生刚强不屈的他竟在我们几个孩子面前一次又一次地说：“我每日就是想你们的妈妈。”在离世前两年的一次肺炎之后，父亲最终倒下了。他把他和母亲的金婚合影放在床头，放在每天早晨睁开眼睛就可以看到的地方，一个人久久地注视着，常常默默地流泪。

假如他的一生不是如此坎坷，假如母亲没有过早地离开他，父亲是很有可能成为一位百岁老人的。

父亲有他的养生之道。

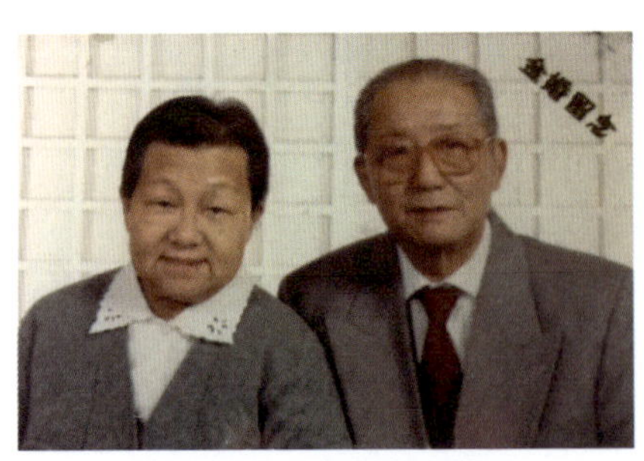

父亲和母亲金婚合影

中庸平和　淡泊名利

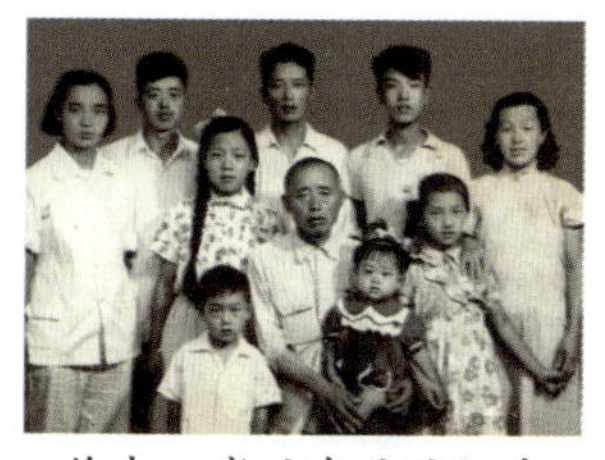

作者 2 岁时在爷爷怀中

父亲是一个受儒家思想影响很深的教书先生的儿子。俗话说："家有三斗粮，不当小儿王。"在旧中国，无论是贫困的农村，还是繁华的都市，小学教师是没有什么社会地位的。因此，爷爷望子成龙心切，期盼他的孩子能出人头地。

听父亲说，因为是长子，爷爷对他寄予很大的希望。出生后，曾请算命先生给他算过命。算命先生看了他的面相后说："这孩子有官相，将来是要做官的，而且是做大官。"爷爷听了高兴极了，他说："做大官，多大的官呢？这孩子将来如果能当上县长，那真是身居尊位的大官了。"就这样，爷爷给父亲起了个显贵的名字：居尊。然而，当父亲成年之后，却将"尊"字改成了"中"字。这样一来，"居尊"就变成了"居中"。一字之别，道尽了父亲的生活准则：中庸平和，淡泊名利，老老实实做人。

当我问他为什么不愿身居尊位时，他自嘲地说："从小胸无大志，一生顺其自然。"还顺口念了一首打油诗："人家骑马我骑驴，心中如同刀子犁。回头看看推车汉，比上不足下有余。"

因为受到爷爷尊重知识的影响，父亲很小就开始接受文化教育。如果不是生活在动荡的战争年代，如果有一个很好的学习环境，父亲可能会成为一名教授、工程师、一名知识分子。然而，历史的浪潮把他推到了另一条人生路上……

"早在学生时代，居中同志受到革命进步思想的影响，积极追求真理，……为了挽救民族危亡，他怀着对帝国主义、封建主义的仇恨，放弃学业，参加革命。"（摘自治丧小组："居中同志生平"）

父亲襟怀坦白，一生清廉。我想，这可能正是父亲从来不失眠的原因，他总是躺下就能睡着。无论是有人在旁边看电视，还是说话，他都不受任何影响——因为他坦荡无私，没有做过一件亏心事。他还曾一次又一次将晋升机会让给了其他同事。父亲就是这样处处以工作为重，以他人为重，吃苦在前，享受在后地度过了平凡、普通而又伟大的一生。

这也许正是他得以长寿的原因之一吧！

乐观豁达　诙谐幽默

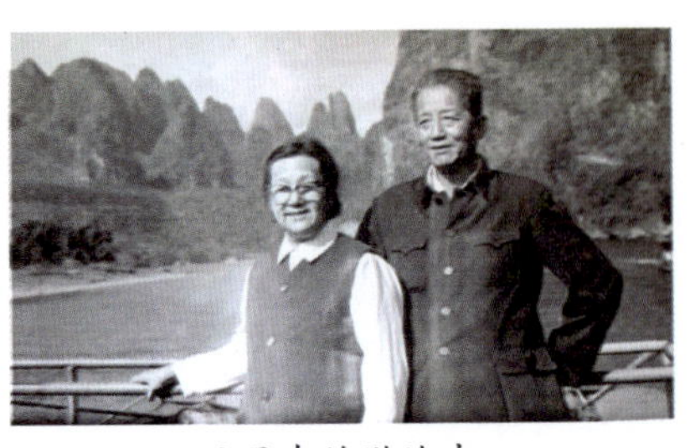
父母在旅游途中

父亲是个笑口常开的乐天派，离休以后越发地诙谐幽默，被母亲戏称为“老小孩儿”。记得BP机刚兴起的时候，他的外孙买了一个。父亲看着很新鲜，外孙就让他先玩几天。他高兴地将崭新的BP机挂在腰间，像往常一样，他上午要到老干部活动中心打麻将。临出门时，他对母亲说：“11点钟呼我，提醒我去买肉馅，中午吃饺子。”然后，孩子似的补充了一句：“让他们也见识见识BP机。”那天他期待着BP机呼叫的铃声，好借机向周围的麻将友们显摆一下他的新潮玩意儿。

11点钟，母亲准时呼他了，我们可以猜想到他听到呼叫时的开心劲儿。可是，没想到当他接到呼叫回到家时，却是一脸的扫兴。他嘟囔地说：“怎么没有响，只是振动？只有我自己知道有人呼我，别人谁都听不到。”外孙一听哈哈大笑。原来，他放在了振动挡上了。玩了两天，他说：“我不要BP机了，有时候打牌打得正在兴头上，它一响，我就得走，自由太受限制了。不好玩。”

有一段时间，父亲看着我们几个孩子都在学英文，而且是手不离书地学，就说：“英文有什么难学的，还用这么费劲？我也会：父father，母mother，哥哥弟弟brother。来是come，去是go，谢谢就说三棵柚（thank you）！”惹得我们都笑个不停。特别纳闷的是：他是从哪儿学来的！

我在医院工作的时候中午需要带饭，每日母亲都亲自给我的饭盒里装饭。鱼肉蔬菜，样样俱全，周围的同事们都很羡慕。一次，父亲看见母亲又给我带了那么多丰富的饭菜，就在旁边说风凉话：“咱就不用带酒了吧！”一句话把我和母亲都逗笑了。

父亲的诙谐幽默贯穿一生。一次，他因发热住进了医院。一天早晨，护士长带领着几个护士巡视病房。护士长偶然发现父亲的病房天花板上脱落下一块墙皮，她像是自言自语，又像是问身边的护士，说：“这是怎么搞的？”这时，父亲笑着说：“这可不是我弄的呵。”话音刚落，全屋的人都笑了。谁能想象得到，他是一位正在发高热的、80多岁的老人呢！

父亲的心胸很宽，宽得真可以撑船。“文化大革命”期间，一个曾经整过他的造反派头目，在浩劫结束，尘埃落定时受到了审查。当调查组的人找到父亲了解他当年迫害父亲的经过时，大家都恨不得父亲狠狠地报复他一下，出出气。但是，父亲没有这样做。事后，那人满脸羞愧地登门，他哭着给父亲道歉。父亲说：“过去的事情就不要再提了。”

“他工作积极，勤奋好学，为人耿直，作风深入；他襟怀坦白，淡泊名利，服从组织，遵纪守法；他团结同志，关心群众，真诚友善，平易近人；他生活简朴，廉洁奉公，严于律己，不搞特殊化，对家属子女要求严格。”（摘自治丧小组：“居中同志生平”）

父亲胸怀宽阔，语言幽默，反应机敏，哪里有他，哪里就有笑声。俗话说：笑一笑，十年少。父亲豁达和乐观的性格使他对任何事情都拿得起，也放得下。

历经磨难　坚强承受

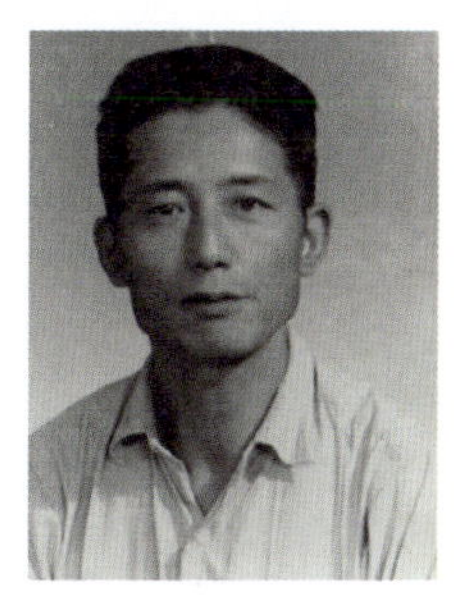

父亲年轻时

父亲的一生受尽磨难，在那运动不断、人性扭曲的年代，他曾受到不公正对待，并和无数机关干部一样被下放到“五七”干校劳动。那时，他每天天不亮就要起床，提水，烧锅炉，由于劳累和营养不良，他患上了肝炎、肩周炎。后来，肝炎好了，但肩关节却落下了病根，几十年他的胳膊不能举起，穿衣、脱衣都受到限制。因为父亲的“历史问题”，我们几个孩子也都受到了牵连。有的到了东北，有的到了内蒙古生产建设兵团，有的到了农村插队，分配工作时都几经审查。

1974年8月19日，他22岁的独生儿子——我的哥哥，从内蒙古生产建设兵团返回北京上学后不久，在北京协和医院病逝。那年，我19岁，天天在病床前陪他度过了人生的最后日子。当父亲赶到医院的病房时，他心爱的儿子刚刚停止了呼吸。父亲用颤抖的声音说了一声：“红儿，你摘了爸爸的心了。”哥哥从小就是一个很优秀的好学生。大型音乐舞蹈史诗

《东方红》中，他是少年合唱团的一员；从兵团重新回到北京上学时，他是同学们的好班长。写诗填词，聪慧过人，真是天妒英才。父亲当时所承受的是一种什么样的打击，我们只有在今天，在为人父、为人母之后，才能深切地体会到：一位父亲失去了他 22 岁的独生儿子的痛苦和悲凉。

父亲没有因此而倒下，他坚强地承担起一个丈夫的责任，全力安慰母亲，照顾全家。平时，他尽量不再提起这件事，全身心地工作，带领全家度过了那段艰难悲伤的日子。

1976 年 7 月，我在唐山附近的一所县医院实习，正在农村插队的妹妹来看我。谁也没有想到，就在她来到我们医院的当天夜里，发生了震惊世界的唐山大地震，一夜之间，24.2 万人在睡梦中丧生，重伤 16.4 万人。

当时，虽然震中在唐山，但是，北京也受到了强烈的震动。父亲当时负责地震之后所在单位的救灾和职工及家属的生活安置等工作。因为整个楼里只有我们家有电话，他就把电话挪到大楼门口，设专人轮流值班。听到报警通知，立刻疏散楼里的人。今天回想起来，父亲当时还没有完全从失去儿子的阴影中走出，又知道两个女儿都在唐山附近，却因通讯中断联系不上，完全没有消息，生死不明。在这样的打击下，他还要坚守岗位、坚持工作，真不知道他那时是怎样挺过来的。

1996 年，在他 78 岁高龄时，与他共同生活了几十年的妻子在经受了长期病痛折磨之后与世长辞了，他再一次默默地承受了人生路上的沉重打击。记得当时母亲肾功能衰竭，需要做血液透析。那时的母亲，因为经过几年腹膜透析的治疗，身体非常虚弱。为了补养她的身体，父亲坚持每日给她炖人参汤。他亲自到药店里买人参，亲手为母亲炖人参汤。虽然他们都只是普通的工薪阶层，这样服用人参是一笔不小的开支。但是，父亲却从不在乎花在人参上的钱。当他看着母亲喝完人参汤时，总是笑呵呵地，一脸欣慰的表情，而他自己却从来舍不得喝一口。他从不吃人参等补品，对饮食的要求非常简单。离休后，粗茶淡饭的日子，他却过得心满意足。

★ 唐山大地震，是指北京时间1976年7月28日凌晨3时42分53.8秒，发生在距离北京只有150公里的河北省唐山市的特大地震。强度黎克特制7.8级，震央烈度Ⅺ度，震源深度23公里的地震。唐山市顷刻间夷为平地，全市交通、通讯、供水、供电中断。

珍惜亲情　关心孩子

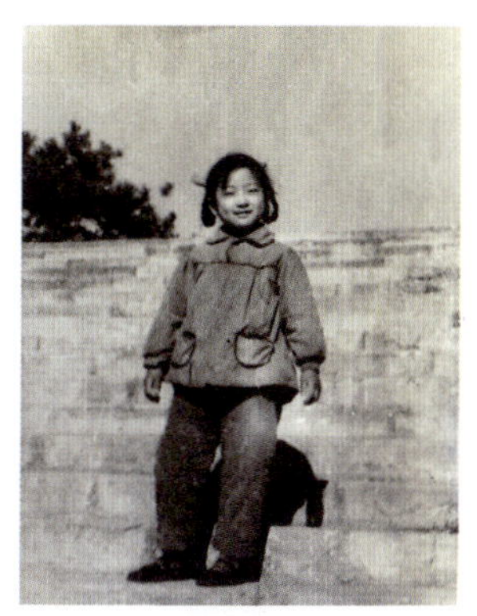
作者儿时

生活的不幸，使父亲更加珍惜亲情。父亲最高兴的时刻是和孩子们在一起聚餐，人越多越高兴。父亲关心周围所有的人，关心每一个孩子的工作和生活，如果哪一个孩子有一段时间没见到，他就会惦念，一次又一次地提起。父亲爱他的每一个孩子，包括我叔叔和姑姑的孩子们，以及邻居的孩子。不管是不是他亲生的，都一样对待。就连帮忙做家务的佣人，他都像对待自己的孩子一样。

有一段时间，我每天中午都回家吃饭。午休后，我总会看见桌子上放了一个洗得干干净净的水果。有时是一个苹果，有时是一个香蕉或是橘子。我知道，那是父亲放的。我曾经有两次远渡重洋，去欧美工作。临去机场前，都接到了父亲的电话，但我只听到他叫了我一声乳名，电话那边就没有声音了。我接连叫了几声："爸爸，爸爸……"眼泪不由自主地涌了出来。父亲没有讲一句话就默默地挂上了电话。他用这种方式表达了一位父亲对即将出远门的女儿的担忧和不舍。

父亲非常支持我们读书。记得 1972 年时，北京人民广播电台开播了英语讲座，我想跟着学，但是，因为住在集体宿舍，没有收音机。父亲得知了，把他每日用的，也是家里唯一的半导体收音机亲手交给了我。从那天起，我就坚持学习英语。后来，我又读大学、读硕士、读博士。我用英语讲课、出席国际会议、著书立说，几十年我没有一天放松过学习。因为，在我的内心深处，总是忘不了父亲交给我半导体收音机时那信任的目光。是父亲送我走上了一条自强不息的成才之路，是父亲为我打开了了解世界的大门。

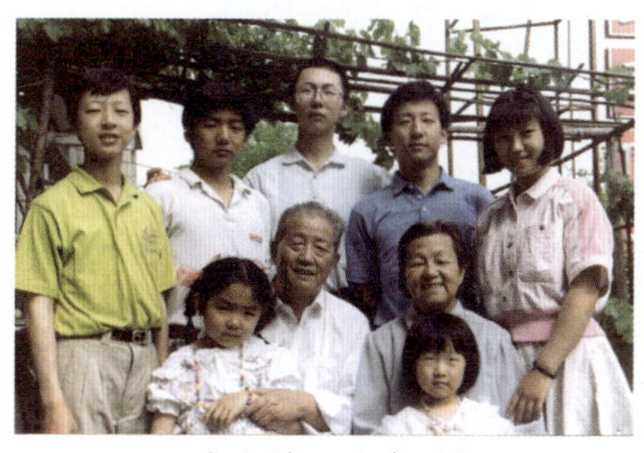
父亲与第三代在一起

母亲去世后的第二天，正赶上我 13 岁的女儿要去美国。全家都到机场为她送行。关于那天的情形，女儿在她后来所著的小说《休斯敦的沙拉》一书中是这样描述的：

“该走了，真的该走了。

本来喧闹的机场大厅不知怎的忽然静了许多，似乎是为了渲染这离别的气氛。我提着行李，向窗外又看了一眼北京城。家人们都争着和我握手，大声地喊着‘再见’，只有姥爷静静地握着我的手不放，直到我的一只脚已经跨进了海关大门，一只脚还在海关门外，他仍然紧紧地攥着我的手。忽然，我只觉得有一滴水珠似的东西落在手上——姥爷落泪了。我心里很不是滋味，强忍着，我说出了最后一句‘再见’，望了望全家充满期望的眼睛，转身走进了海关大门。”

父亲的言传身教使家庭和睦，我们孩子们之间也都养成了互相关

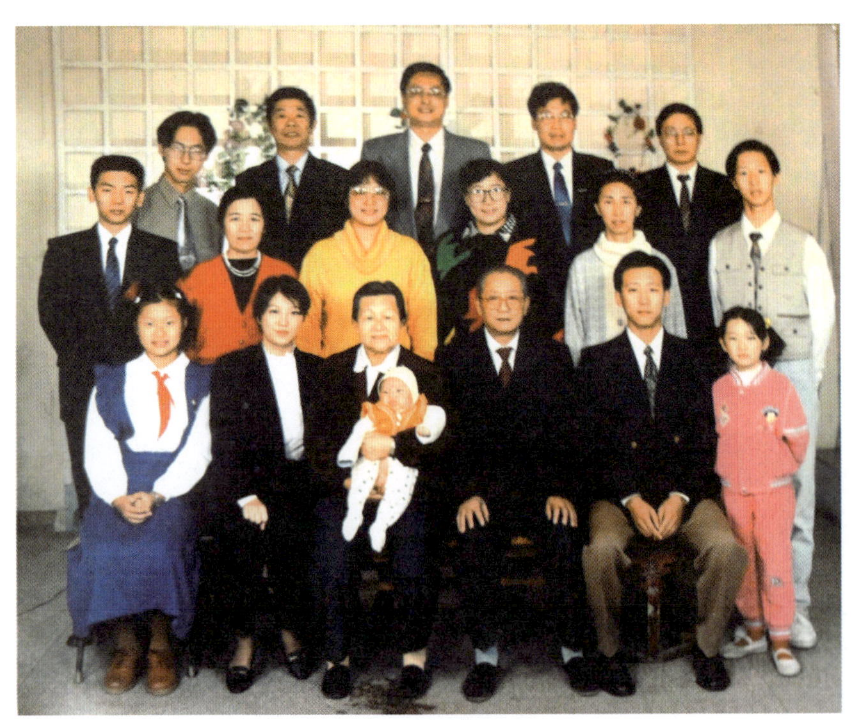

四世同堂

心、帮助的习惯。直到今天，我们的下一代都已经长大成人了，孩子们也大部分有了自己的家和孩子。然而，我们一大家子人依旧相亲相爱地互相惦记着。虽然大家身居世界各地，有的在德国，有的在英国，有的在加拿大，有的在美国，有的在中国，我们在中国香港。但是，因为通讯发达了，联系非常方便。全家在微信上设了一个群，随时通告各自的近况，其乐融融。正是父亲的言传身教，教育了我们和我们的下一代，大家才继承了这种珍惜亲情的家庭传统。

养生有道　保健有方

父亲的养生保健还有一些具体的方法，例如：

勤于用脑、热爱学习：父亲在北京生活了大半辈子，在80多年的人生路上，他关心世界风云变幻，关心祖国建设，他热爱北京的一草一木。父亲对于人生的态度总是乐观的、积极的。他每天读书看报，看电视，最爱看新闻联播节目。离休之后的20多年中，还常常下象棋、打麻将并参加比赛。总之，他不让脑筋有一会儿的闲置。

生活规律、勤劳卫生：父亲每天定时起床、吃饭、午休、看报、看电视、睡觉，像时钟一样准时。父亲永远是全家起得最早的人，起来后就不停地劳动。离休前，他总是第一个来到办公室，离休后，他每天早晨都要把家里的家具擦得一尘不染，无论是一块毛巾还是一个口罩，他都要洗得干干净净。

戒烟限酒、趋益避害：父亲从年轻的时候就爱喝酒、吸烟，几乎一生都没有真正停止过，但是，父亲很有节制，中午饭时喝一杯葡萄酒或者白酒，晚饭时喝一杯啤酒。凡是对身体有害的事情，父亲就尽量避免去做，比如，有一段时间，父亲常常咳嗽，医生让他戒烟，父亲就真的戒掉了。

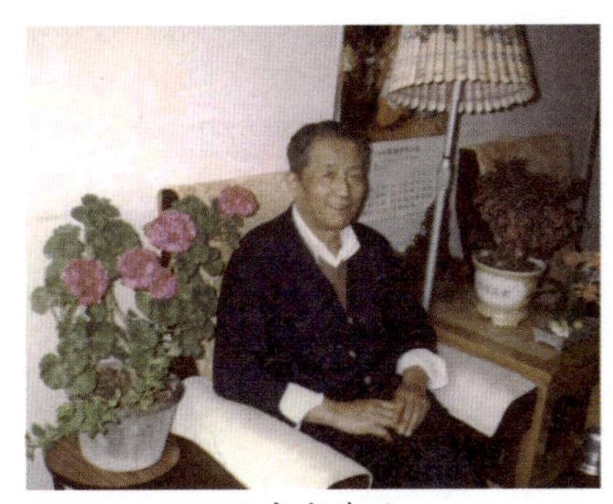

父亲离休后

要知道，当时，他已经70多岁，对一个一生吸烟的人来说，戒烟并不是一件容易的事情。但是，父亲说戒就戒掉了，一直到去世，再也没有吸过一支烟。

饮食有节、荤素有度：父亲一直食欲很好，但从不暴饮暴食，父亲爱吃面食，还爱在面中放老陈醋。对肉食等荤腥之品却很有节制。

全面膳食、经常喝粥：在我的印象中，父亲从不挑食。荤素粥面、家宴小酌都吃得津津有味。平日以面食为主，喜欢吃马铃薯丝拌面、醋卤面。上了岁数以后，晚饭基本上就是喝粥，例如小米粥、玉米粥、绿豆粥、红豆粥、八宝粥等都是他最喜欢的。

喜欢散步，坚持摩腹：父亲喜欢散步，离休之后，每天早晨要到附近的公园里走走；晚饭后，也要出去，春夏秋冬，从不间断。陪父亲散步是我最美好的记忆之一。父亲长期坚持摩腹按摩，具体方法是：用手掌按在腹上，右手在下，左手在上，先以顺时针方向，再以逆时针方向，再以顺时针方向，各摩腹30次，共90次。每日两次。我想，父亲的脾胃功能一直很好与他的这个习惯有直接关系。

父亲走了，安详地走了。带着亲人们对他深深的爱，带着朋友们对他最高的敬意，他静静地走了，永远地离开了我们。他没有为我们留下多少财富，然而，他却将真诚、善良、热情、助人、简朴、坚强、勤劳、随和、乐观、豁达、诙谐、幽默等许许多多的优秀品质留给了我们。

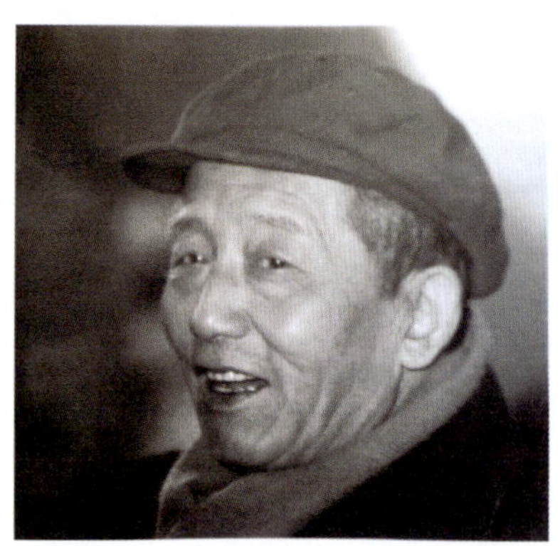
父亲迟暮之年

参考文献

[1]张锡纯．张锡纯医学全书之一——屡试屡效方．北京：学苑出版社，2007
[2]党毅．药米同粥—华夏瑰宝—“药粥”古今谈．香港：中医大讲堂，2010
[3][4]盐山张锡纯寿甫．医学衷中参西录．石家庄：河北人民出版社，1957，15
[5]盐山张锡纯寿甫．医学衷中参西录．石家庄：河北人民出版社，1957，16
[6][7]盐山张锡纯寿甫．医学衷中参西录．石家庄：河北人民出版社，1957，125
[8]盐山张锡纯寿甫．医学衷中参西录t—自序．石家庄：河北人民出版社，1957，19
[9]盐山张锡纯寿甫．医学衷中参西录—自序．石家庄：河北人民出版社，1957，18
[10]盐山张锡纯寿甫．医学衷中参西录．石家庄：河北人民出版社，1957，123-125
[11]盐山张锡纯寿甫．医学衷中参西录．石家庄：河北人民出版社，1957，125
[12]盐山张锡纯寿甫．医学衷中参西录．石家庄：河北人民出版社，1957，126
[13]盐山张锡纯寿甫．医学衷中参西录．石家庄：河北人民出版社，1957，51
[14]盐山张锡纯寿甫．医学衷中参西录．石家庄：河北人民出版社，1957，108
[15]盐山张锡纯寿甫．医学衷中参西录．石家庄：河北人民出版社，1957，20-21
[16]盐山张锡纯寿甫．医学衷中参西录．石家庄：河北人民出版社，1957，26
[17]徐丽国，王素珍，周文丽等．山药粉治疗婴幼儿腹泻110例．山东中医杂志．第14卷第4期(1995年)，168
[18]郝向春，单秀华．山药粥为引治疗重症呕吐30例．实用中医药杂志．第3期(1992年)，14
[19]潘振亮．薯蓣鸡子黄粥治疗久泻1例．时珍国医国药．第14卷第3期(2003年)，155
[20]刘心毅，王皋俊．薯蓣鸡子黄粥加多酶片治疗慢性腹泻112例．现代医药卫生．第20卷第1期(2004年)，51
[21]陈超．薯蓣半夏粥治疗重症妊娠恶阻——附18例资料分析．江苏中医杂志．第3期(1987年)，16-17
[22]宋明星．加味薯蓣苯苢粥治疗小儿秋季腹泻疗效观察．《实用乡村医生杂志》．第5期(总第10期)(1995年)，22-23
[23]盐山张锡纯寿甫．医学衷中参西录．石家庄：河北人民出版社，1957，246-438
[24]《医学教育网》，http://www.med66.com
[25]《医学教育网》，http://www.med66.com
[26]樊帆．初冬饮食巧调养．食品与健康．第11期(2011年)，39
[27]彭泉．糖尿病常用粥类药膳．糖尿病新世界．第4期(2005年)，33
[28]吴昆(明)，山东中医学院中医文献研究室校点《内经素问吴注——至真要大论》．上海：上海科学技术出版社，1984
[29]孙锋．鲜山药的活性研究．江南大学，2005
[30]盐山张锡纯寿甫．医学衷中参西录．石家庄：河北人民出版社，1957，16
[31]翁维健．中医饮食营养学．上海：上海科学技术出版社，2008
[32]中华人民共和国药典2010年版